IVナース認定プログラム 技能認定テキスト

静脈注射
輸液管理

第2版

編集 京都大学医学部附属病院看護部

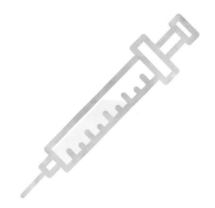

Manual of Basic Skills for IV Nurse

サイオ出版

監修にあたって

　近年、静脈の穿刺、留置に用いる器材を総じて血管アクセスデバイス（Vascular Access Devices；VAD）と呼ぶようになりました。

　輸液療法の進歩とともに、安全管理、感染予防の観点からも、それぞれの病態に応じて適切な血管アクセスデバイスを選択していくことが求められており、輸液療法に携わる医師、看護師らは、より深い理解と標準化された手技が求められています。

　つまり、穿刺するという単なる技能ではなく、なぜこの輸液が必要なのか、その場合、もっとも適切な血管アクセスデバイスは何か、そのデバイスを用いるとき、あるいはその薬剤を用いるときの注意点は何か、また日々のアセスメントのなかで、何を、どのように観察すべきか、また、そのアセスメントに基づいてどう行動すればよいかなど、静脈注射、輸液管理に携わる看護師には、多くのプロセスのなかで常に適切な判断と行動が要求されるようになってきました。

　それこそ数十年前までは、先輩の看護師が、見えない静脈を巧みに探って静脈ルートを確保する場面を、若手の看護師らは（医師もですが）尊敬の念をもって見ていました。これはベテラン看護師にしかなしえない業だと考えていたのですが、今では、このように穿刺針を動かしながら深い静脈を探る動作は、まったく推奨されていません。周囲の血管や神経などを損傷するリスクがあるからです。こういう場合は、静脈の走行を表面から間接的に可視化する機器を補助的に用いたり、血管エコーガイド下で静脈を確保することが妥当な選択肢になります。かつて当たり前に思っていたことも、実はそうではないことも多いのです。

　これは、ガイドラインなどを含めて、感染制御や、医療の安全と質の維持の観点から、国際的にも適切な手技や管理が見直され、またその標準化が徐々に定着してきた結果といえましょう。

　医療の制度や形態が異なるため、静脈ラインに関する欧米の優れたガイドラインも、そのままわが国で適用することは無理がありますが、そこに記載されている内容は、医療の安全と質の観点から多くの示唆を与えてくれます。本書の監修もそのような視点で各章を検討しました。

　本書は、京都大学医学部附属病院で実施している『IVナース認定プログラム』のテキストをもとに、静脈注射、輸液療法にかかわる新人看護師や指導者らを対象に、血管アクセスデバイスの基本的な知識や手技について解説したものですが、今後の予定として、がん化学療法や輸血などを含めた続編（アドバンス編）の執筆、編集作業もすでに始まっています。

　本書が、これから静脈注射、輸液療法に従事する看護師を含めた医療従事者の理解を深め、安全な医療のための技能や能力の向上に少しでも役立つことを願っています。

平成 31 年 3 月

元・京都大学医学部附属病院 総合臨床教育・研修センター
特定教授　伊藤和史

編集にあたって

　本書は、京都大学医学部附属病院（以下、京大病院）の『IV（静脈注射・輸液管理）ナース認定プログラム』で実際に使用している院内用テキストに解説を加え、一般の病院でも活用いただけるようにまとめなおしたものです。京大病院ではこの認定プログラムを平成19（2007）年度に立ち上げ、年々改訂を加えながらブラッシュアップしてきました。

　看護師が行う静脈注射は、昭和26（1951年）年に鯖江病院で起こった看護師による誤薬注射死亡事故以来、長らく「診療の補助行為の範疇を超えるもの」という法解釈が示され、看護師の教育内容からも除外されてきました。一方、大学病院などを除く多くの一般病院では、血管確保や静脈注射が通常の看護業務として行われている実態があり、また、在宅医療の現場ではますますそのニーズが増していました。それらの事柄を背景として、平成14（2002）年9月、従来の法解釈が改められ、「看護師等による静脈注射は診療補助行為の範疇である」とされました。

　京大病院では、平成15（2003）年度からIV業務の指導者育成に着手し、7対1看護が実現した平成19（2007）年度から看護師による血管確保業務を開始しました。IVナース認定プログラムを策定するにあたってそのモデルにしたのは、自動車の運転免許試験でした。自動車を安全に運転するためには、交通ルールを確実に頭にインプットし、教習所内で繰り返し運転しながら自動車の操作方法を体に覚えさせ、仮免許を持って路上教習に入ります。IVナース認定プログラムにおいても、まず解剖、生理、薬理、医療安全、感染防御など、基礎的な知識を確実に暗記することを求め、ペーパーテストに合格してはじめて仮免許（準レベルII）取得となります。この段階でカテコラミンのシリンジ交換やモルヒネの早送りなど、要注意医薬品のIV業務が行えるようにはなりますが血管確保はまだできません。各部署の指導者（レベルIII以上でIVインストラクター講習を受講した者）のもとで、標準業務手順書通りの手技が行えるまで、シミュレーターを用いて繰り返し練習をします。部署の指導者から合格をもらえれば、技術認定の試験を受けることができます。認定試験の試験監督は他部署の指導者2名によって行われます。手順書通りの手技が行え、禁忌事項が丸暗記できてはじめて、晴れて免許（レベルII）取得となります。

　自動車の運転も、実際の運転場面ではルール通りに行かず、安全を優先して臨機応変に対応しなければならないことがあるのと同様、看護場面においてもそうした臨機応変さは常に求められます。だからといって、ルールを無視したり軽視したりしてよいわけでは決してありません。ルールはルールとして確実に頭に入れておかなければなりません。そのうえで、危険を予知しながら安全第一に行動し、臨機応変に対応しながら自らのスキルを高め、手順やルールを更新していく必要があるわけです。それこそが、専門職としてのあるべき姿だといえます。

　本書が単なるIV業務のテキストに留まらず、看護師の自律を促進していくためのよき参考書となることを願っています。

平成31年3月

名古屋大学医学部附属病院　卒後臨床研修・キャリア形成支援センター（看護キャリア支援室）教授

秋山智弥

IVナース認定プログラム 技能認定テキスト

CONTENTS

本書の動画の見かた
本書で「静脈留置針における血管確保」の動画をご覧いただけます。右の QR コード、または京都大学医学部附属病院看護部ホームページ、弊社ホームページにアクセスしてください。

第**4**章

各血管アクセスデバイスの 手技や管理のポイント

付録

執筆者一覧（敬称略）

監修

伊藤　和史　　元・京都大学医学部附属病院　総合臨床教育・研修センター特定教授

編集

秋山　智弥　　名古屋大学医学部附属病院　卒後臨床研修・キャリア形成支援センター（看護キャリア支援室）教授

松野　友美　　京都大学医学部附属病院　看護部管理室・副看護部長

内藤知佐子　　愛媛大学医学部附属病院　総合臨床研修センター助教

以下、執筆順

飯田　　恵　　京都大学医学部附属病院　看護部管理室

橋本　明子　　元・京都大学医学部附属病院　看護部管理室

深津　祥央　　京都大学医学部附属病院　薬剤部副薬剤部長

尾崎　淳子　　京都大学医学部附属病院　薬剤部

原田　久子　　京都大学医学部附属病院　看護部

平松八重子　　京都大学医学部附属病院　看護部

小寺　陽子　　京都大学医学部附属病院　看護部

第1章

看護師の
静脈注射の
業務と現状

看護師の業務拡大と静脈注射・輸液管理

はじめに

　2025年を間近に控え、医師・看護師不足に係る諸課題への対応策として、特定行為を中心とした看護師の業務拡大の検討や、病床機能の分化・強化を前提とした看護師の適正な配分、働き続けられる職場環境づくりなど、さまざまな施策が急ピッチで進められています。看護師が行う静脈注射は、1951年に起こった看護師の薬剤誤投与による死亡事故から2002年の行政解釈変更までの間、診療の補助業務の範疇を超えるものとされていました。そのため、看護師は静脈注射に関する標準的教育を受けることなく免許が交付され、現場まかせのさまざまな水準での教育によって血管確保技術を学び、多様な範疇の静脈注射業務が実践されてきました。

　看護師の業務拡大は、医師の業務負担軽減に端を発するものの、そこにとどめるべきものではありません。患者中心の安全で質の高い医療の実践において、患者の生活に配慮した診療業務の実践は、看護師によって診療業務がなされる最大のメリットです。自ら考え、自ら律し、自ら実践する看護師を養成するうえで、看護師の技術教育は非常に重要です。

　ここでは、看護師の業務拡大の展望と技術教育の重要性について触れるとともに、京都大学医学部附属病院（以下、当院）で行われている静脈注射・輸液管理認定プログラムの実際と評価について概説します。

当院における静脈注射の取り組み

　看護師が行う静脈注射は、2002年に厚生労働省医政局通知「看護師等による静脈注射の実施について（平成14年9月30日医政発第0930002号）」が出されるまで、実際には多くの医療現場で行われていながらも、建て前上は「診療の補助業務の範疇を超えるもの」とされていました。そのため、看護師は静脈注射に関する卒前教育を受けることなく免許が与えられ、静脈注射に関する実際の教育はそれぞれ

表1　当院における静脈注射の取り組み

年度	社会情勢	京大病院	看護部
2002	・厚生労働省医政局長通知『看護師等による静脈注射の実施について』		
2003	・日本看護協会『静脈注射の実施に関する指針』		・静脈注射に関するガイドライン作成
2004	・国立大学法人化 ・医師卒後臨床研修必修化	・京都大学法人化 ・医師卒後臨床研修開始	・輸液管理指導者研修開始 ・採血業務開始
2005			
2006	・7対1看護新設		
2007	・厚生労働省医政局長通知『医師及び医療関係職と事務職員等との間等での役割分担の推進について』	・7対1看護取得 ・病院機能評価 (Ver.5) 受審 ・診療業務標準化委員会設置	・静脈注射・輸液管理に関する基準作成 ・IVナース認定プログラム開始 ・レベルⅡ認定開始：末梢血管確保開始
2008			・静脈注射・輸液管理に関する基準改定 ・レベルⅢC認定開始：外来化学療法部での抗癌剤ルート確保開始
2009			・静脈注射・輸液管理に関する基準改定 ・レベルⅢD認定開始：放射線部での造影剤静注開始
2010		・がんセンター（新病棟）オープン	・静脈注射・輸液管理に関する基準改定 ・準レベルⅡ認定開始：卒後1年目業務の拡大 ・レベルⅢ認定開始：生物学的製剤静注管理、18G以上ルート確保、CVポート穿刺開始
2011			・静脈注射・輸液管理に関する基準改定 ・CVポート穿刺をレベルⅡ業務へ移行 ・クラス2薬品のワンショット静注を届出制の下でレベルⅡ業務へ移行

の現場に委ねられてきました。

　当院では、この行政解釈の変更に加え、2004年にスタートした医師の卒後研修必修化を機に、看護師による注射業務の実施範囲の見直しを行いました。そして、2004年12月に『看護師の輸液管理業務に関するガイドライン』を完成させ、年1回の輸液管理指導者研修を開始しました（**表1**）。

静脈注射業務のレベル区分の策定

　2004年に開始した輸液管理指導者研修は、病院内で実施される輸液管理業務を標準化することが主たる目的であったため、各部署に輸液管理指導者を置き、所定の研修を修了した輸液管理指導者に、各部署での輸液管理業務の見直しや部署における輸液管理教育を任せてきました。しかし、輸液管理指導者にとって部署でのスタッフ教育の荷は重く、全体のスキルアップは思った以上に進まず、病院内の輸液管理業務の標準化には程遠い状況でした。

　2007年、7対1看護体制の実現と病院機能評価の更新を機に、輸液管理業務のガイドラインの抜本的な見直しを図り、2007年11月、当院における「看護師が行う静脈注射・輸液管理に関する基準」を新たに策定しました。

表2 日本看護協会『ガイドライン』によるレベル分類

レベル	定義	内容
1	臨時応急の手当てとして看護師が実施することができる	・緊急時の末梢からの血管確保 ・異常時の中止、注射針(末梢静脈)の抜去
2	医師の指示に基づき、看護師が実施することができる	・水分・電解質製剤の静脈注射、短時間持続注入の点滴静脈注射 ・糖質・アミノ酸・脂肪製剤の静脈注射、短時間持続注入の点滴静脈注射 ・抗生物質の静脈注射、短時間持続注入の点滴静脈注射(過敏症テストによって安全が確認された薬剤) ・輸液ボトルの交換・輸液ラインの管理 ・上述薬剤投与時のヘパリンロック、生食ロック(生理食塩液の注入) ・中心静脈カテーテル挿入中の患者の輸液バッグ交換、輸液ラインの管理 ・中心静脈カテーテルラインからの上述薬剤の混注
3	医師の指示に基づき、一定以上の臨床経験を有し、かつ、専門の教育を受けた看護師のみが実施することができる	・末梢静脈留置針(カテーテル)の挿入 ・抗がん剤等、細胞毒性の強い薬物の静脈注射、点滴静脈注射 ・循環動態への影響が大きい薬物の静脈注射、点滴静脈注射 ・麻薬の静脈注射、点滴静脈注射
4	看護師は実施しない	・切開、縫合を伴う血管確保およびそのカテーテル抜去 ・中心静脈カテーテルの挿入、抜去 ・薬剤過敏症テスト(皮内反応を含む) ・麻酔薬の投与

表3 日本看護協会『ガイドライン』における"レベル3"業務検討のスキーマ(例)

日看協ガイドライン "レベル3"業務	用途・手技	難易度	新人	一人前	中堅
1.末梢静脈留置針(カテーテル)の挿入	①抗がん剤ルート	難	×	×	△
	②輸血ルート(18G以上)	難	×	×	○
	③一般ルート(20G以下)	中	×	○	○
2.抗がん剤等、細胞毒性の強い薬物の静脈注射、点滴静脈注射	①ワンショット静注	難	×	×	△
	②点滴静注(初回)	難	×	×	○
	③点滴静注(2回目〜)	易	○	○	○
3.循環動態への影響が大きい薬物の静脈注射、点滴静脈注射	①ワンショット静注	難	×	×	×
	②シリンジ交換・早送り	中	△	○	○
	③ロック	中	△	○	○
	④点滴静注	易	○	○	○
4.麻薬の静脈注射、点滴静脈注射	①ワンショット静注	難	×	×	×
	②シリンジ交換・早送り	易	○	○	○
	③点滴静注	易	○	○	○

　看護師の絶対数が不足する中で策定された従来のガイドラインでは、

①原則として緊急事態を除き、看護師は血管確保を行わない。

②輸液管理は、必ず輸液管理指導者から指導を受けた看護師が行う。

③各部署で医師と協議し、看護師が実施する輸液管理の範囲・扱う薬剤の種類を規定する。

　という3点が方針として示されたものの、実際には、

①外来等において看護師による血管確保を認めている。

②輸液管理指導者の指導に関わる負担が大きく指導が十分に行われていない。

③業務や薬剤の範囲に関する各部署の取り決めが不明瞭である。

　といった問題がみられました。

　そのため、現状と矛盾なくかつ安全に業務が実施できるよう、注射業務の範囲、薬剤の範囲を定めるとともに、看護師の技能と認定制度、ならびに認定のための研修制度についても基準のなかで定めました。

静脈注射業務の見直しにあたっては、日本看護協会のガイドラン（**表2**）における『レベル3業務』の論点について、**表3**に示すスキーマのように整理することから開始しました。

　取り扱う薬剤の身体への影響の違いと手技の難易度の違いによって、どの能力段階の看護師であればそれらの行為が安全に行えるかについて、以下のような議論を繰り返しながら詳細に検討しました。

・末梢静脈ラインの確保は、万が一血管外に漏出しても問題が少ない一般の輸液・静脈注射のためのラインであればナース全員にさせるべきだが、抗がん剤等で血管外に漏出した際に重篤な影響のある薬剤については、薬剤についての詳細な知識やより高度な血管アセスメントができる中堅ナースに限定すべきではないか？
・輸血ルートは18G以上の太い針が推奨されているが、18G以上の太い針をナース全員に扱わせるのは難しいのではないか？
・ワンショットが危険な薬剤でもシリンジポンプでの早送りであれば、新人ナースにも扱わせることができるのではないか？
・CVポートの穿刺は患者でもできる簡単な手技ではあるが、インシデントも多数報告されており、さまざまな種類の全てのポートに安全に対応できるようになるためには、まずは中堅ナースから穿刺を開始してみてはどうか？

　このようにして完成させたのが、『薬剤のクラス分類』と『業務レベル区分』です。これらの分類は毎年見直しを行い、基準を改正するとともに、変更内容はテキストを含む教育プログラムの内容にすべて反映させて更新しています。

　各レベル認定のための教育・認定プログラムを策定しており、最終試験に合格し認定された受講者には認定証のほか、レベルによって色とデザインの異なるバッジ（**表4**）を交付しています。バッジによっ

表4　看護師の技能レベルとバッジ、業務範囲

技能レベル	業務の概要	バッジ
Ⅰ・準レベルⅡ（卒後1年目のみ）		なし
レベルⅡ	一般的なIV業務	新採用者を除く全スタッフのレベルⅡ取得率が100%に達したことにより、2015年4月に廃止した
レベルⅢ	より高度なIV業務	IV nurse LEVEL Ⅲ Kyoto Univ Hospital
レベルⅢC	抗がん剤のルート確保が可能	IV nurse ⅢC Kyoto Univ Hospital
レベルⅢD	造影剤の静注が可能	IV nurse ⅢD Kyoto Univ Hospital

て、医師がさまざまな注射業務を看護師に指示したり、依頼したりする際に、「それができる看護師なのかどうか」あるいは「難しい注射業務についても依頼できる看護師なのかどうか」といったことを一目で知らせることができ、患者にとっても安心して注射が受けられる証となっています。また、何よりナース自身にとって、自信と責任をもってできる業務であることをバッジで表明することにより、モチベーションアップにつながっています。

IVナース・レベルII認定プログラムの実績

　IVナース認定研修は、当院における「看護師が行う静脈注射・輸液管理に関する基準」が定める研修であり、看護部の組織として看護スタッフ全員がレベルIIを取得することを前提としています。現在ではレベルIIの認定を受けていない者はクリニカルラダーIII（当院における一人前ナースの段階）の認定を受けることができない仕組みになっています。そのため、新卒者も経験者も当院に入職後はただちにこの教育プログラムが適用され、全員が同じ教育を受け、同じ評価を受けます。

　表5は、2008～2010年度のレベルII認定プログラムの稼働実績を示したものです。

　このようにして、2008年1月からの認定プログラム開始以降、2011年10月末までの間にのべ1,159人のレベルIIナースを認定し、2010年度中に取得率80％を達成しました（図1）。さらに、2014年度には、新採用者を除く全スタッフのレベルII取得率が100％に達し、レベルIIのバッジを廃止するに至りました。

表5　レベルII認定プログラムの稼働実績

	2008年度	2009年度	2010年度
IVインストラクター	79名	91名	102名
講義	開催：8回 受講：342名	開催：22回 受講：206名	開催：13回 受講：155名
筆記試験	開催：43回 受験：353名 合格：284名 （合格率　80.5%）	開催：53回 受験：265名 合格：188名 （合格率　70.9%）	開催：13回 受験：152名 合格：116名 （合格率　76.3%）
認定試験	開催：385回 受験：385名 合格：300名 （合格率　70.9%）	開催：301回 受験：301名 合格：237名 （合格率　78.7%）	開催：228回 受験：228名 合格：196名 （合格率　86.0%）

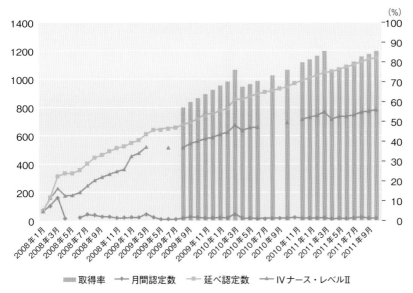

| | 1400 | | (%) 100 |

図1　レベルⅡ認定実績（2008年1月～2011年10月）

凡例: ▥ 取得率　→ 月間認定数　□ 延べ認定数　→ Ⅳナース・レベルⅡ

Ⅳインストラクターから Advanced（高度）Ⅳナースへ

　こうしたレベルⅡ認定プログラムを支え続けてきたのは、有能な Ⅳインストラクターたちです。スタッフのレベルⅡ取得率80％以上 を達成した2010年度からは、輸液管理指導者研修を改め、より高度 な静脈注射業務が行えるレベルⅢの区分を新たに設けるとともに、エ ビデンスに基づいた指導ができるインストラクターの育成を目指し、 新規のレベルⅢ認定プログラムを開始しました。これによって、Ⅳ インストラクターはレベルⅢ以上の資格を要件とし、事前申告と年1 回の更新講習の受講を義務付け、Ⅳインストラクターとしての質を 担保するための仕組みを整えました。

高度かつ特殊なⅣ実践のために

　レベルⅢの認定プログラムを完成させる以前から、高度かつ特殊な 静脈注射業務のための認定プログラムとして、すでに2008年度から プロジェクトチームを結成し、2008年度には、"がん化学療法にお ける血管確保ができる"レベルⅢC認定プログラム」を、また翌 2009年度には、"造影剤の注射ができる"レベルⅢD認定プログラム をそれぞれ開始しました。

　当初はレベルⅢの段階に**表6**の通りA〜Dの4つの区分を設けてい ましたが、ⅢA、ⅢBを統合する形でレベルⅢを設け、その上にⅢC

表6　レベルⅢの区分の変遷

レベルⅢの区分	アルファベットの語源	業務の拡大範囲
ⅢA （現在はⅢに統合）	Anaphylaxis（アナフィラキシー） への優れた対応	抗生剤の初回投与 抗がん剤の初回投与 生物学的製剤の投与管理
ⅢB （現在はⅢに統合）	Blood infusion（輸血） への優れた対応	18G以上の太い留置針での血管確保
ⅢC	Chemotherapy（抗がん剤） への優れた対応	抗がん剤投与のための血管確保
ⅢD	Radiopaque Dye（造影剤） への優れた対応	造影剤の静脈内投与

とⅢDを独立させました。

看護師が業務を拡大する真の意義

　看護師の業務拡大の議論は、その大部分が医師の負担軽減に端を発しており、診療の補助業務が単なる医師の診療業務の代行であるかのような印象を受けかねません。看護師の業務拡大の真の意義は、決して医師の負担軽減にあるのではありません。誰よりも、実践にあたる看護師自身がそのことをより一層明確に自覚しておく必要があります。

　実際、当院で看護師が基準に則った静脈注射業務が行えるようになり、医師の到着まで患者さんを待たせるような事態はなくなりました。そればかりか、安全で確実な手順と手技により、極力生活に不便のない末梢静脈ラインの留置が行われるようになりました。

・「分娩を前に、いきまなければならないその手の手背に留置針が留置されることがなくなった」
・「抗がん剤の血管外漏出の件数が減った」
・「アナフィラキシーの初期徴候の発見も救命対応も素早くできるようになり、自信をもって看護の責任を果たせるようになった」

といった話を聞くたびに、こうしたことこそが看護師が業務拡大を行う真の意義だと実感させられます。

　患者の生活や安楽、プライバシーが最大限配慮されたうえで、診療業務が安全に行われます。そのことこそが、患者中心の安全で質の高い医療の実践において、看護師が診療業務の一部を行う最大のメリットだといえます。自ら考え、自ら律し、自ら実践する看護師を養成するために、看護師の技術教育をいかに行うかが重要であり、治療は日々進化しており、看護師の能力評価とともに、看護業務の範囲も常に見直していかなければなりません。

　例えば、CVポートの穿刺は、レベルⅢ（100人）の業務範囲から開始し、2011年度からはレベルⅡ（1,000人）の業務に拡大し、講習会

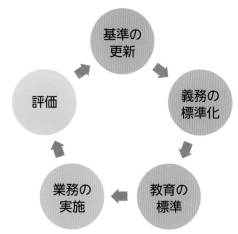

図2　安全に業務を拡大するためのPDCAサイクル

を定期的に開催しています。また、ソセゴン®のワンショット静注など、これまでレベルⅡの業務範囲から一律に除外してきたクラス2薬品のワンショット静注についても、特定の部署、特定の薬剤について、医師の監督下で行うなどの条件をもとに安全性を確認し、事前の届出制によって実施を認めるように基準の改定を行ってきています。

　実態に関する評価に即して定期的に基準を見直し、業務の標準化と教育の標準化を通して業務の円滑な実践をもたらし、再び評価を行う。そうしたPDCAサイクルを回し続けることが、看護師のモチベーションにとっても非常に重要な意味をもっています（**図2**）。

今後の課題

　血管確保という業務を、患者さんにとっていかに安全で安心、安楽な業務に改革していけるかどうかが今後の課題としてあげられます。血管確保に対する医師の視点は薬剤投与の視点ですが、看護師の視点は薬剤投与の視点にとどまらず、穿刺時の痛みの軽減や、穿刺後の安楽な固定、抜去までの安全確保や感染予防、食事や更衣、リハビリテーションの妨げにならないための工夫など、以下のように多岐にわたります。

・1回の穿刺で成功させるための、血管走行を可視化する機器（**図3**）
・血管内に針先が入ったことをひと目で知らせる留置針（**図4**）
・留置針を適切な角度で頑強に固定し、血管内でのカテーテル先の微動による疼痛や静脈炎、穿破などを予防するための固定具（**図5**）

　以上のようなものを積極的に導入して効果を測定し、Ⅳ業務を改善するためのよりよい機器、器材の開発、改善に取り組んでいくことが、看護部に課せられた大きな課題となっています。

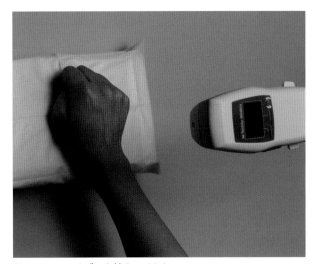

図3　テクノメディカ社Stat Vein

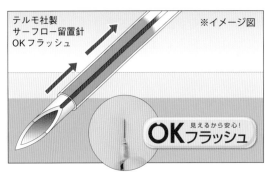

OKフラッシュは、カテーテルが血管に入った瞬間を目で確認
することが可能。
カテーテルが血管に入っていない場合、カテーテルは赤くな
らないから安心である

図4　確実な血管内穿刺を知らせる留置針の導入

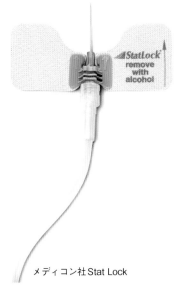

メディコン社 Stat Lock

図5　患者にとって安楽な固定具の導入

おわりに

　ここでは、当院におけるIVナース認定プログラム開発の経緯と看護師の業務拡大の真の意義について述べました。開始当初から心がけてきたことは、業務と教育のリンクであり、基準や手順を「絵に描いた餅」にしないための継続的質改善の仕組みと、スタッフのモチベーションを向上させるための教育スタッフの育成でありました。血管確保のできる看護師がほぼゼロだった2008年1月から4年を経て9割以上の看護師がその資格を持ち、当たり前のように血管確保ができるようになり、研修医の教育にも携わるようになりました。

　『継続は力なり』。いかなる改善も、最初の一歩を踏み出すこと、そして、信念をもって歩み続けることが肝要です。

（秋山智弥）

第2章

認定プログラムと
認定試験の実際

（京都大学医学部附属病院編）

各 論

京都大学医学部附属病院における IVナース認定プログラム

2002年、2007年に看護師の静脈注射の実施に関する厚労省の通知を契機に看護師の業務拡大がにわかに注目されるようになりました。

ただし、薬剤の血管内注入は身体への影響が非常に大きいため、「医師又は歯科医師の指示に基づいて、看護職員が静脈注射を安全にできるよう、各医療機関においては、看護職員を対象とした研修を実施するとともに、静脈注射の実施等に関して、施設内基準や看護手順の作成・見直しを行い、また、個々の看護職員の能力を踏まえた適切な業務分担を行うことが重要である。」との一文が添えられています。

京都大学医学部附属病院（以下、当院）では、これらの社会情勢をふまえ、2007年からIVナース認定プログラムを開始しました。安心安全な医療を提供できるよう、適宜、業務と各レベルの基準を見直し、疾病構造の変化と日々進歩する医療にも対応できるよう改善を図っています。

現在、新採用者を除いてはすべてのスタッフがレベルⅡを所得していますので、ここでは、そのIVナースプログラム・レベルⅡを取得するまでの具体的な流れを一緒に見ていきましょう。プログラムは、大きく5つのSTEPから構成されています（**図1**）。

STEP 1 自己学習①と講義

自己学習①を進めながら、講義を受講します。

筆記試験を受験するには、自己学習①と講義のすべてを修了していることが要件となります。自己学習の範囲は、輸液にかかわる標準業務手順の確認です。**表1**に示すような内容を確認しておきます。

自己学習は、講義の受講期間と同時並行で、自分のペースで進めていけるようにしています。自己学習が終わった項目については、受講票の終了日の欄に日付を記入していきます（**図2**）。

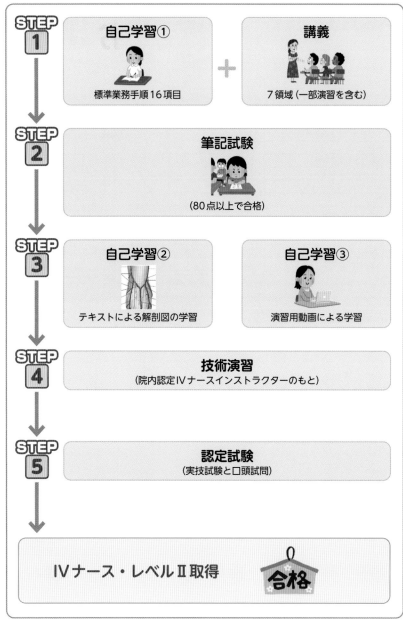

図1 IVナースプログラム・レベルII取得までの流れ

表1 自己学習①

- ・静脈内留置針による血管確保（準備・介助）
- ・側管点滴（ピギーバック）法
- ・混注 / ミキシング
- ・ヘパリンロック / 生理食塩水ロック
- ・輸液ポンプ使用による点滴静脈内注射
- ・シリンジポンプ使用による点滴静脈内注射
- ・側注（ワンショット）法
- ・静脈内留置針による血管確保
- ・翼状針による点滴静脈内注射
- ・皮下植え込み中心静脈ポート（穿刺・固定・抜針）
- ・PICCの管理：固定 / ケア　など

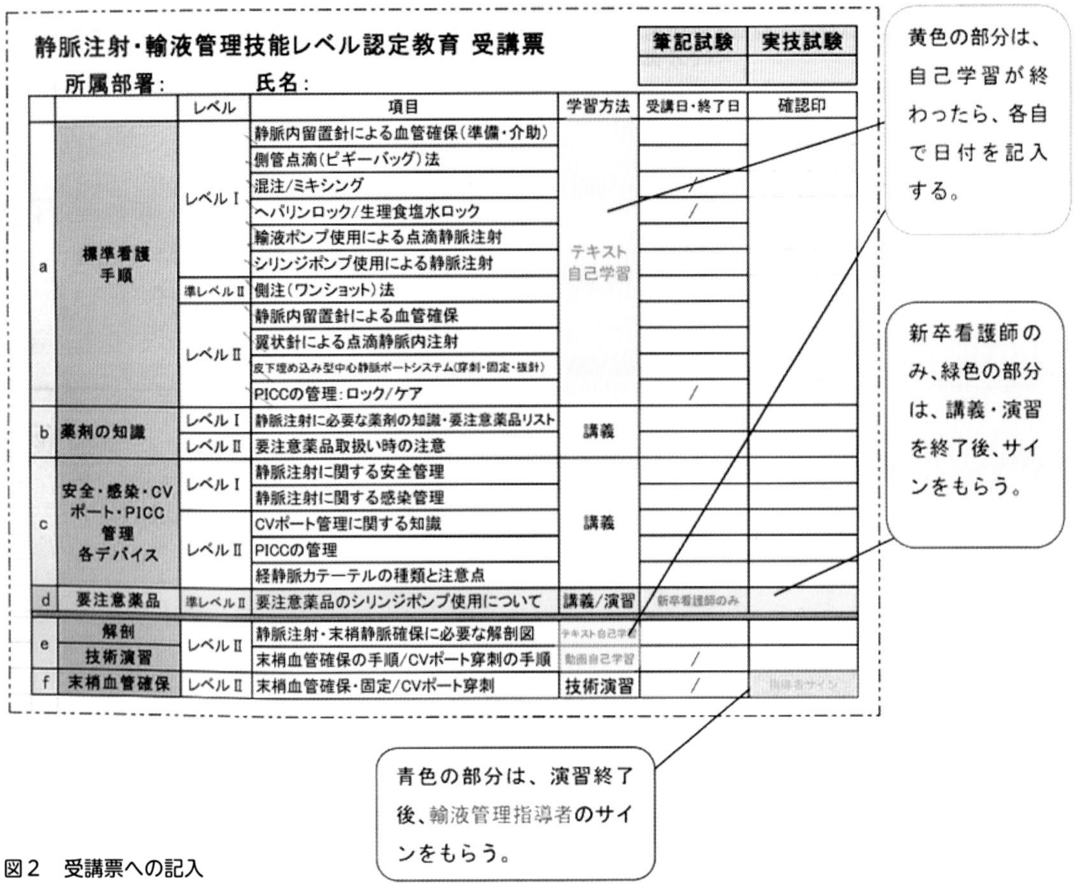

		レベル	項目	学習方法	受講日・終了日	確認印
					筆記試験 / 実技試験	
a	標準看護手順	レベルI	静脈内留置針による血管確保（準備・介助）	テキスト自己学習		
			側管点滴（ピギーバッグ）法			
			混注/ミキシング			
			ヘパリンロック/生理食塩水ロック		/	
			輸液ポンプ使用による点滴静脈注射			
			シリンジポンプ使用による静脈注射			
		準レベルII	側注（ワンショット）法			
		レベルII	静脈内留置針による血管確保			
			翼状針による点滴静脈内注射			
			皮下埋め込み型中心静脈ポートシステム（穿刺・固定・抜針）			
			PICCの管理：ロック/ケア		/	
b	薬剤の知識	レベルI	静脈注射に必要な薬剤の知識・要注意薬品リスト	講義		
		レベルII	要注意薬品取扱い時の注意			
c	安全・感染・CVポート・PICC管理 各デバイス	レベルI	静脈注射に関する安全管理	講義		
			静脈注射に関する感染管理			
			CVポート管理に関する知識			
		レベルII	PICCの管理			
			経静脈カテーテルの種類と注意点			
d	要注意薬品	準レベルII	要注意薬品のシリンジポンプ使用について	講義/演習	新卒看護師のみ	
e	解剖	レベルII	静脈注射・末梢静脈確保に必要な解剖図	テキスト自己学習		
	技術演習		末梢血管確保の手順/CVポート穿刺の手順	動画自己学習	/	
f	末梢血管確保	レベルII	末梢血管確保・固定/CVポート穿刺	技術演習	/	指導者サイン

黄色の部分は、自己学習が終わったら、各自で日付を記入する。

新卒看護師のみ、緑色の部分は、講義・演習を終了後、サインをもらう。

青色の部分は、演習終了後、輸液管理指導者のサインをもらう。

図2 受講票への記入

表2 講義内容

- 薬剤の知識（90分）
- 静脈注射に関する安全管理（45分）
- 静脈注射に関する感染管理（45分）
- 中心静脈ポートに関する知識（45分）
- PICCに関する知識（45分）
- 知っておきたい経静脈カテーテルの種類と取り扱い時の注意点（30分）
- 要注意薬品のシリンジポンプの使用について（30分、その他 演習2時間半程度あり）＊

＊対象は新人看護職のみ

※経験者および中途採用者については、「要注意薬品のシリンジポンプの使用について」を除く6領域の受講でよい。

　講義は、輸液管理および静脈内注射を実施するために必要な7つの領域を受講します（表2）。

　また、講師も大事なポイントは強調して話すように心がけています。

STEP2 筆記試験

　筆記試験（表3）の出題範囲は、自己学習①と講義内容からです。80点以上取得するまで繰り返し受験となります（毎回違う問題が出題されます）。

表3 筆記試験の概要（参考）

問 題 数：25問
配　　　点：4点／問
試験時間：30分
合格基準：80点以上

STEP3 自己学習②③

　筆記試験に合格した看護師は、引き続き技術演習を受けます。技術演習の指導は、輸液管理指導者が行います（**表4**）。

　学習者は、演習日までに自己学習②と③を進めます。自己学習②は、静脈内注射を実施するうえで必要な、末梢静脈と動脈、神経などの解剖に関する知識が含まれています。それぞれの走行と位置を、立体的にイメージしながら学習を進めていきます。

　末梢静脈穿刺には、動脈の誤穿刺や神経損傷などを起こすリスクがあります。神経損傷は場合によっては重篤な障害が残ることもありますので、常に安心安全な医療が提供できるように、正しい知識を習得することが必要です。

　自己学習③は、動画による手順の確認です。静脈留置針による末梢血管確保と中心静脈ポートへの穿刺手技は動画で学習します。技術試験のチェックリストを参照しながら視聴することで、大切なポイントの理解を深めます。

　動画のなかには、準備段階と実施段階が含まれており、看護師と模擬患者が登場します。手順には、これまで学習してきた自己学習①②と講義内容が含まれています。準備段階では、トレー内やワゴンへの物品配置にも注目し、実施段階では、患者への声掛け、ベッドサイドでのセッティングの様子なども動画で確認するようにします。

STEP4 技術演習

　演習（**表5**）は、輸液管理指導者の指導のもとで行います。演習の終了後に、受講票の技術演習欄に輸液管理指導者のサインをもらいます。これをもって認定試験の受験資格としています。

Point
認定試験、合格のコツ
技術演習は、輸液管理指導者からサインをもらったのちも、何度も繰り返し練習をしましょう。緊張をすると頭が真っ白になるものです。そんなときでも体が勝手に動く、そのくらい練習できるとベストです！

表4　自己学習②③

〈自己学習②〉　資料
・静脈注射、末梢静脈確保に必要な解剖図

〈自己学習③〉　動画
・静脈留置針による末梢静脈確保の手順
・中心静脈ポートへの穿刺の手順

表5　演習内容

・静脈留置針による末梢静脈確保の手順

・中心静脈ポート穿刺の手順

口頭試問は、何度も何度も繰り返して唱えながら覚えましょう。解剖図や実際に使用している医療材料、一連の流れをイメージし、なぜそうするのかという根拠を押さえながら学習を進めると理解が深まります。また、自分なりのリズムやテンポを取りながら学習をすると、当日もスラスラ解答できるようになります。

STEP 5 認定試験（レベルⅡ）当院の場合

■ 日程調整

　認定試験の日程調整を、看護師長に依頼をします。日程が決定したら、当日に向けて実技試験をイメージしながら演習を繰り返しましょう。

■ 認定試験の内容

　認定試験は、実技試験と口頭試問から構成されており、試験時間は約30分です。実技試験をクリアしても口頭試問を落としてしまった場合には、輸液管理指導者から再演習を受けたのち、実技試験からのスタートとなります（図3）。

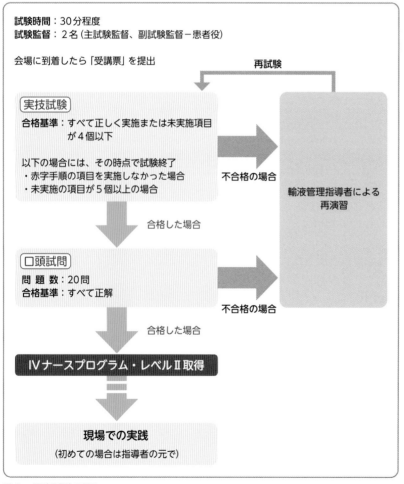

図3　認定試験の流れ

❸会場に到着したら

　試験会場には、主試験監督と副試験監督（患者役）がいます。ノックをしてから扉を開け、会場に入り、部署名と名前を伝えて、受講票を提出します。

❹実技試験

　実技試験には、赤字（巻末参照）の手順が設定されています。赤字の手順は、患者と自身の安全・感染にかかわる重要な項目となっています。赤字の手順を間違えると、その時点で試験終了となります。また、黒字の手順でも5個以上に達すると不合格となります（演習時にインストラクターから説明があり、チェックリストを参考にしながら演習を進めていきます）。

　実技試験が終わると、二人の試験監督は合否の協議に入ります。その間は、シミュレータに貼付したテープなどをはがし、片づけをしながら待機します。

　実技試験が不合格だった場合は、試験監督よりフィードバックがあるので、よく聞いて次に備えましょう（技術試験のチェックリストは、持ち帰ることができます）。再演習の際に輸液管理指導者に渡し、不合格となった理由を共有し、修正すべき点を改善しましょう。

　実技試験に合格した場合も、試験監督から実技試験のフィードバックを受けます。ただし、このフィードバックは、口頭試問のあとに実施することも可能です。

❺口頭試問

　口頭試問は20問あります。全問正解で、合格となります。もし答えを忘れてしまった場合には一旦その問いはパスし、最後に解答することも可能です。しかし、最終的には全問正解することが合格の条件となります。

❻合格したら

　必ず病棟師長と演習を実施してくれた輸液管理指導者に報告とお礼を言いましょう。社会人としての、大切なマナーです。

　合格後は、IVナースとしての活動が可能となりますが、最初は慣れないことも多いのが実情です。安全に自信をもって技術を提供できるまでは、単独での実施は控え、指導者の指示に従い、他のスタッフの見守りの元で実施することをお勧めします。また、ときどきチェックリストを振り返り、試験監督からのフィードバックを思い返しましょう。

　時間の経過のなかで、どうしても自己流になりがちです。正しい標準化された手順で実施できているかを互いに常に確認することが大切です。不安なときには、いつでもシミュレータに戻り、トレーニングをしましょう。各施設の教育システムや、実施基準、認定プログラムに準じて、看護師のみなさんが安全、安心な手技を確実に習得し、現場で活躍されることを期待しています！

（内藤知佐子）

第3章

安全な
手技・輸液管理を
目指して

末梢カテーテルの管理
安全な手技、管理を目指して

静脈の解剖生理とその基本

静脈は内膜、中膜（薄い筋層を含む）、外膜の三層からなり、ところどころに逆流を防止する静脈弁があります（**図1**）。内膜とは一層の内皮細胞が敷き詰められたじゅうたんのようなもので、静脈は末梢から近位に向かってさまざまに合流、吻合を有します。また、局所の還流が障害された場合に、迂回する毛細血管が発達しバイパス網を形成します。

下肢は立位になったときなど、重力のために血液の流速がきわめて低下するので、下肢では周囲の筋肉の収縮と静脈弁による逆流防止によって、血液が断続的に上に送られます。もともとの血液の流速が遅いため、異物として挿入されたカテーテルの周囲には血栓が形成されやすくなります。そのため、成人の場合は上肢がどうしても使用できない場合以外は、下肢を選択すべきではありません。

上肢の橈側皮静脈、尺側皮静脈の流量はおよそ50〜95mL/分、鎖骨下静脈で150〜300mL/分、上大静脈で約2,000mL/分程度と考えられています。

CVカテーテルの先端に該当する上大静脈の血流が非常に豊富であることと、逆に、上腕でも末梢静脈の血流量はさほど多くないことを理解ください。流量の大小は静脈炎や血栓の発症にも関連します。

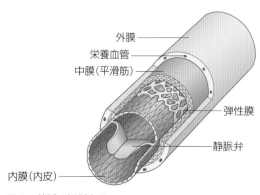

外膜
栄養血管
中膜（平滑筋）
弾性膜
静脈弁
内膜（内皮）

図1　静脈の解剖生理

末梢静脈留置カテーテル（IVカテーテル）の合併症と対策

　末梢静脈穿刺とその合併症について、その機序や兆候、また予防法や治療を理解しておく必要があります。ここでは主に末梢静脈留置カテーテル（以下、IVカテーテル）について解説します。

　IVカテーテルは、看護師にとって最も実施することの多い処置の1つですが、下記に示すようないくつかの困難や合併症もあり、実際に期待される期間、安全に留置を維持できる割合は、実は必ずしも高いわけではありません。

末梢静脈留置カテーテル（IVカテーテル）の留置期間と交換の指標

　IVカテーテルの交換時期については必ずしも一定の結論がありません。CDCのガイドライン（2011）では、「72〜96時間ごとを超える頻度では交換しなくてよい」というやや曖昧な表現になっています。これは感染制御の視点で記載されたガイドラインですが、具体的な数値が出ているので、4、5日ごとに定期交換という判断をしている施設も多いかと思います（実はこのCDCのガイドラインの2002年版では、72〜96時間ごとに交換するように明記されていた）。

　一方、INSが提唱するStandards for infusion therapyによると、2006年版では、IVカテーテルは「72時間ごとに定期交換」と記載されていましたが、5年後の2011年版では慎重な立場ではあるものの、交換は「臨床的に必要な場合に」というニュアンスの記載に移行して定期交換の記述がなくなりました。さらに最新のINS 2016年版では、「留置日数の長さのみによっての交換はすべきでなく、（中略）臨床的に必要な場合に交換する」という記載になっています。臨床的に必要な場合というのは、例えば、疼痛を伴う明らかな静脈炎の所見、浮腫や硬結などの所見、カテーテル自体が閉塞などで機能していない場合、あるいは血管外への薬剤の漏出があるような場合などです。

　このような経緯で、日数での定期交換は徐々になくなり、臨床所見に応じた交換という立場になりつつありますが、このことは、実際にIVカテーテルの管理に従事する現場の看護師にとっては、より的確な観察と判断が求められるということにもなります。

　交換の基準に関しては変遷があるため今後、施設での基準も変更されるかもしれませんが、現時点では各施設の基準に従ってください（当院の現在の基準ではp.64にあるようにIVカテーテルは5日ごとに定期交換することになっている）。

　さて、日数による定期交換が明記されていないからといってIVカテーテルを何日も留置してよいことではありません。INS 2016でも、

CDC（アメリカ疾病管理予防センター）
米国の機関であるが、国内・国外を問わず、世界で起こる健康や医療安全の課題に関して調査し、また対策を講じている。健康や医療に関する信頼できる情報やガイドラインを提供しており、常に世界をリードしていく立場にある。

INS（米国輸液看護師協会）
米国における輸液療法に従事する看護師のための団体で、医学的根拠を集約しつつ、教育や研究を通して輸液療法に関する看護の質の向上と人材育成を目指している。前回のINS 2011年版から、このたび新たなエビデンスの蓄積などを盛り込んでInfusion Therapy Standards of Practice (revised 2016) が発行されている。

「輸液プランのなかで不要になるか、あるいは24時間以上使っていないなら抜去すべき」と明記しています。「念のために末梢ルートは残しておこう」という場面もかつては多々ありましたが、この考えの妥当性は消えつつあります。

　また、上記は、あくまで環境が整っていて、よく準備された場面で挿入されたIVカテーテルについての提言であり、緊急時ややむをえない環境で挿入されたIVカテーテルに関しては、INS 2016では24〜48時間以内に、新たに適切な環境においてIVカテーテルを入れ替えるべきだとしています。

IVカテーテルの主な合併症

　IVカテーテルの主な合併症としては以下のようなものがあります。
①皮下出血、血腫
②神経損傷
③静脈炎
④輸液の漏出
⑤感染
⑥空気塞栓

1 皮下出血、血腫

■1 皮下出血、血腫の原因

　もともとの静脈の脆弱性も一部要因になりますが、主に穿刺の技術的な原因で発生します。多くは穿刺時に穿刺針が静脈の対側を貫通してしまうことによりますが、繰り返して穿刺している場合や、穿刺操作中に近接の動脈を損傷することが原因となることもあります。とくに採血の場合には、駆血帯を巻いたままで複数回にわたって静脈を探すあいだに他の静脈を損傷してしまい、皮下出血の原因となります（後でも述べるが皮膚を穿刺してから血管を探る操作は神経損傷の危険もあり、すべきでない操作である）。血管径に対して穿刺針が大きすぎる場合も静脈壁を破断させる原因となり得るので注意が必要です。

　駆血帯を外さないまま輸液を開始すると、圧がかかって穿刺血管壁が一部破断し（blow-out）、出血の原因になることがあります。とくに血管が脆弱な場合は注意が必要です。

　皮下出血、血腫の兆候としては、直後から穿刺部位の皮膚の変色、腫脹、疼痛などが現れます。

　限局した皮下出血は、出血斑のみでとくに対処は不要ですが、血腫になると凝血塊として一定の容積を占めるので、周囲の血管や神経の圧迫症状（血流低下、痺れなど）が生じることもあります。また、漏

出して早期の流動性があるあいだは皮下軟部組織を重力に応じて移動するので、観察者からは見えない下部に広範に広がり、発見が遅れることがあります。一般に静脈だけであれば大きな血腫の形成はまれですが、周囲の動脈を損傷した場合には、周囲が軟部組織であるため圧迫がかからず拡大します。

❷ 皮下出血、血腫の予防

予防としては、駆血帯はなるべく直前に巻くこと、また高齢者などで皮膚や静脈の脆弱性がある場合は、なるべく細いゲージの留置針を選択することです。皮膚を穿刺してから血管を探る操作は、血管や神経の損傷の原因になるので、適切な静脈を選択したうえで血管を上から穿刺することが重要です。

皮下出血は、静脈であれば数分の圧迫で対処できます。ただし、続けて穿刺する場合は駆血帯を巻いた際に再出血しやすいので、同部位を十分に観察しておくことが必要です。動脈を損傷している場合は、いったん止血できても再出血することがあるので、局所の圧迫を十分に行い、止血ができても観察を継続するようにします。

処置後に疼痛、しびれ、腫脹などがあればすぐに知らせてもらうように十分に説明しておくことが大切です。

❸ 脆弱な血管 (fragile vein)

臨床現場で、頻繁に遭遇する問題として血管の脆弱性があります。脆弱な血管は、より慎重に保護していく姿勢が必要です。

高齢者の場合、皮下組織も薄く、静脈は比較的浅層に位置しています。皮膚消毒の際も強い摩擦は避け、できるだけ細いIVカテーテルを用いることが望ましいです。

静脈は弾力性が乏しく、血管壁自体の支持が弱くなっています。真上から、bevel-up（先端の針面が上を向く）の向きで、浅い角度（10〜20°）で穿刺します（角度が大きいと後壁まで貫通しやすいため。**図2**）。駆血は必要ですが、駆血圧が強いと容易に穿刺部で破たんするので、軽めの駆血が望ましく、静脈が確保できたら、なるべく早く駆

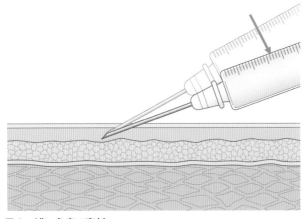

図2　浅い角度で穿刺

Point
かつては静脈確保が難しい場合は、ベテラン看護師が呼ばれて、皮膚を穿刺した後で針を巧みに動かして静脈を探って確保する場面を幾度となく目にしてきた。ベテラン看護師のなせる業と若手看護師はただただ感嘆していたが、そういった手技〔血管を捜すという意味でprobing操作（プロービングという）〕は、今やまったく推奨されていないことを認識すべきである。

血を解除することが大切です。

　後述のカテーテルの固定は重要で、留置カテーテルの不用な動揺、移動を回避するためには、適切なカテーテルの固定が必要となります。

② 静脈炎

■ 静脈炎の原因

　静脈炎とは、静脈壁の内膜を主体とする炎症です。静脈炎の発生率は観察期間や対象により大きく異なりますが、およそ15％前後と推定されています。

　静脈炎スケールを**図3**に示します。

　観察者はなるべく客観的に経過を評価するために、静脈炎のスケールなどを用いて記載しておくとよいでしょう。この観察記録をもとに留置を継続してよいか、抜去するかの判断を行います。客観的な指標として静脈炎のスケールも参考に記載すると、経時的な変化をみて、そのまま続行か交換かなどの判断がより共有しやすくなります。

　静脈炎の原因は、物理的な要因、化学的な要因、感染に関連するものなどがありますが、しばしばこれらは混在します。IVカテーテルの標準的な手技を確立することで、静脈炎や他の合併症が減少することが明らかにされており、事前に回避、予防できるものは意識して取り組まねばなりません。

1）物理的要因

　物理的な要因は、穿刺に伴う必然的な血管壁の損傷によることもあ

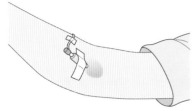

1+　発赤あり（疼痛の有無は問わない）

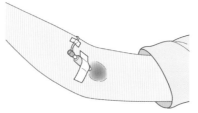

2+　「発赤及び/もしくは腫脹」を伴う疼痛あり（発赤がなくとも，腫脹を伴う疼痛があれば2+）

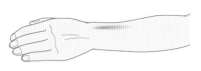

3+　「発赤及び/もしくは腫脹」を伴う疼痛あり，赤い索条，索条硬結が触知可能

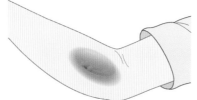

4+　「発赤及び/もしくは腫脹」を伴う疼痛あり，赤い索条，長さ1インチ（＝2.54cm）以上の索条硬結が触知可能，排膿あり

図3　静脈炎スケール（アメリカ輸液看護師協会2011）

れば、輸液製剤の性状に起因する場合もあります。穿刺手技を1回で成功させることも重要で、穿刺回数が増えるにつれ静脈炎の可能性も増えていきます。

　一般に細いIVカテーテルは流量は得にくいですが、血管壁とのあいだに余裕があるため周囲の血流が確保できることと、それによって輸液内容も希釈されやすいメリットがあり、静脈炎のリスクは軽減します。とくに高齢者や脆弱な血管の場合は、その意味でも可能であれば細いゲージのIVカテーテルが望ましいです。

　IVカテーテルの固定については、まだ十分に認識されていませんが、非常に重要な課題として認識すべきです。IVカテーテルの血管内での動揺や移動は内膜損傷の原因になるため、INS2016では固定器具の使用も推奨しています（同じ理由で、関節の屈曲部や血管の蛇行部も内膜損傷につながるため留置をさけるべきである）。

2）化学的要因

　輸液の内容に関連する化学的な刺激も静脈炎の原因となります。濃度10%以上のブドウ糖液、pH3以下の酸性液、pH9以上のアルカリ液、浸透圧が600mOsm以上（正常の血漿浸透圧のおよそ2倍）の高浸透圧液は静脈炎を生じるため、末梢から持続投与はできません（ちなみに10%ブドウ糖液で浸透圧は正常の約2倍程度になる）。

　その他、化学的な負荷になる薬剤は非常に多く、例えば、抗生物質、レボフロキサシン、バンコマイシン、アンホテリシンB、あるいはカリウム製剤などといった薬剤も化学的刺激になります。これらは規定どおり希釈することで、そのリスクは軽減されます。

　現場で、起こりやすい事象として、輸液が予定よりも遅れがちになったときに、次の交換までに現行のものを落としきろうと、滴下速度を上げてしまうことがありますが、その必要が本当にあるか、また薬液の内容を吟味して速度を上げても安全が確保できるか慎重に判断しなければなりません。

　末梢IVカテーテルに関しては、感染が原因となる静脈炎は、比較的まれですが、数パーセントに起こり得ます。挿入時の不潔操作や、その後の管理の課程で菌が侵入し炎症を起こします。

3）感染的要因；静脈炎防止への管理

　管理の課程では、不適切なドレッシングやカテーテルの固定、キャップ、コネクターの洗浄、保清、フラッシュ操作なども感染の要因になり、感染に起因する静脈炎の発生につながります。

　限局性のIVカテーテルの感染は、炎症とともに周囲に血栓形成を惹起し、血栓性静脈炎の形態をとることもあれば、刺入部からの膿の排泄を伴う化膿性の血栓性静脈炎に発展することもあります。

　化膿性の血栓性静脈炎は、局所とはいえ静脈ならびにその周囲に膿瘍形成があり、長期にわたる適切な抗菌薬治療や場合によっては外科的な静脈の切除も必要になります。

手指衛生に始まる手技の標準化ならびに一定のトレーニングを受けた看護師によるカテーテルの管理は、静脈炎や他の合併症の発生を抑制することがすでに示されています。

　静脈炎を生じた場合は、その原因を評価することが大切です。仮に薬液の化学刺激による静脈炎であれば、穿刺場所を変えても同様の静脈炎が発生するので、投与方法をPICCなど他の適切な血管アクセスデバイスに変更するなどの対応を検討する必要があります。

③ 血管外漏出とそれによる組織障害

■1 漏出の原因

　IVカテーテルからの漏出（infiltration）は、報告によってまちまちですが、4分の1程度に発生していると推定され、もっとも頻度の高い事象の1つでもあります。

　漏出は、輸液、薬液などが血管外の周囲の軟部組織に漏れ出たものですが、カテーテルの直接的な静脈壁の損傷あるいはもともとの血管の脆弱性もその要因となります。

　とくに、血管外に漏れたときに、組織刺激性や毒性のある抗がん剤などの薬剤を米国ではvesicant（ビシカント）と称しています。ビシカントによる漏出はextravasation（エキストラバセーション）と呼ばれ、広範な軟部組織の障害を引き起こします。組織障害は薬剤やその量、濃度にもよりますが、少量でも深刻な組織障害につながる危険があります。がん化学療法で用いる多くの薬剤がビシカントに該当しますが、なかでも核酸に結合するタイプのものは、より広範に深い軟部組織障害を生じます。vesicant（ビシカント）を扱う場合の血管デバイスの選択やその管理については、より専門的な知識と経験が必要です。

■2 漏出の兆候

　早期発見が重要となりますが、いくつかの初期の兆候としては、疼痛やしびれ、つっぱり感、灼熱感などの訴えがあること、カテーテル周囲を触診したときに皮膚温度が低いこと、周囲が腫脹傾向であること、あるいはカテーテルから血液が引けない、血液ではなくピンク色調のものがわずかに引ける（漏出した薬液と血液を意味する）、刺入部から薬液様のものが漏出している、あるいは滴下速度が遅くなるなどがあります。カテーテルの先端のやや上流を軽く押さえて滴下が停止すれば、カテーテル先は血管内にあると推定できますが、上流の圧迫で滴下が変わらない場合は、すでに静脈が破断しており、カテーテルの先端が部分的にも血管外にある可能性が高いことになります。

■3 漏出による障害の形態

　障害の形態は、①皮膚潰瘍および組織壊死、②コンパートメント症候群などです。

注）INS 2016では、漏出のなかでもビシカント（組織障害性がある薬液）による漏出をextravasation（エキストラバセーション）と表記し、非ベシカント（組織障害性がないかあるいは少ない薬液）による漏出をinfiltration（インフィルトレーション）として両者の用語を区別していますが、日本語では両者を明確に区別する適切な用語がまだありません。
日本がん看護学会編：外来がん化学療法看護ガイドライン2014年版；抗がん剤の血管外漏出およびデバイス合併症の予防・早期発見・対処. 金原出版、2014. には、がん化学療法におけるextravasationの問題について詳細な記載があります。

②は物理的なものですが、軟部組織はいくらかの伸展性はあるものの、皮膚と筋肉、骨に囲まれているため閉鎖された領域になります。液体が充満するにつれ、毛細血管などは圧排され、液体の排除もできなくなり、組織内圧の上昇で血管の攣縮、筋の壊死などを生じます。機能的な筋の障害は4〜12時間以内に発生し、24時間以内に、虚血性の神経障害も発生しますので迅速な対処が求められます。減張切開も含めた減圧の適応にもなりますので専門医との迅速な連携が必要です。

　ビシカントによる漏出（extravasation）の場合は、ただちに点滴の停止と対応を要します。まず漏出量を最小限にするために、ライン内に残った薬液が入らないように確実にロックします。場合によってはすぐに抜去せず、できる限り皮下周囲に漏出したぶんを吸引しながら抜去することもあるので、医師の指示あるいはあらかじめ定めた院内のマニュアルに準じて連携をとり対応するようにします。

4　神経を損傷しない血管の選択；静脈の穿刺、カテーテル留置

　肘部などの関節部位は屈曲部ですから、太い静脈があっても、IVカテーテル留置の適応はありません。できるかぎり前腕で見て確認できる血管を選択します。

　採血に関しては、肘部の血管が確認しやすしため一般によく選択されます。ただ、肘部の内側の尺側正中皮静脈の近くの皮下には，内側前腕皮神経、さらにやや深部には正中神経が走行しています（図4）。したがって、神経損傷を避けるためには肘部の内側は基本的に穿刺す

> **参考**
> ・正中神経は、運動神経と知覚神経を含んでおり、母指（親指）から環指母指側1／2までの掌側の感覚および手指の運動に関連するので、損傷するとしびれや疼痛に加えて手指の屈曲が障害されます。
> ・手関節付近の橈骨神経浅枝は知覚枝であり、障害されると母指と示指のしびれなどが生じます。

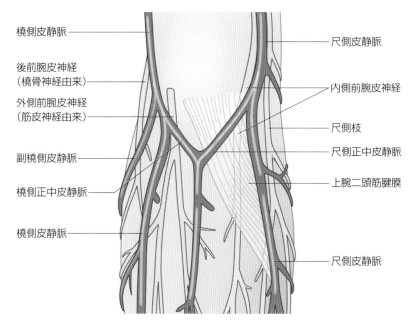

橈側皮静脈
後前腕皮神経（橈骨神経由来）
外側前腕皮神経（筋皮神経由来）
副橈側皮静脈
橈側正中皮静脈
橈側皮静脈

尺側皮静脈
内側前腕皮神経
尺側枝
尺側正中皮静脈
上腕二頭筋腱膜
尺側皮静脈

図4　血管の選択

べきでないか、あるいは慎重に操作するようにします。

　肘部からの採血は外側の橈側正中皮静脈，橈側皮静脈などがより安全です（しかし、付近には外側前腕皮神経があるため神経損傷の危険がないわけではありません）。

　手関節の橈側皮静脈は比較的認識しやすい静脈ですが、橈骨神経の浅枝が分布しています。どの部位を穿刺するにしても、皮膚を穿刺してから針先で血管を探る操作（probing操作）はすべきではありません。

⑤　末梢留置カテーテル関連の感染

　IVカテーテルの場合は、感染が関係した静脈炎の頻度は数パーセント未満と低いですが、いったん発生すると重篤な結果をまねきます。カテーテルの先端から培養で菌が検出される率は5〜25％程度といわれますが、炎症や感染の所見がなくても、IVカテーテルには操作に伴い何らかのバクテリアのコロニーが形成されているともいわれています。

◾末梢留置カテーテル関連の感染の原因

　感染の起因となるものには、カテーテル刺入部付近の皮膚の細菌や、医療者の手指あるいは器具を介するもの、また、先述のカテーテルのハブの部分やコネクターの汚染、ならびに場合によっては輸液製剤そのものの汚染などがあります（図5）。カテーテルのハブの部分は留置の時点ですでに清潔ではなく、また、留置後の採血や輸液ラインの接続、交換などで触れるため感染の要因となる部分です。約半数以上の感染はこのハブの部位に起因するとの報告もあります。

　末梢カテーテルに起因する血流感染の機序には、以下のバイオフィルムなども関連します。

　微生物の排泄物の集合物は薄い膜状の構造となってカテーテルの周

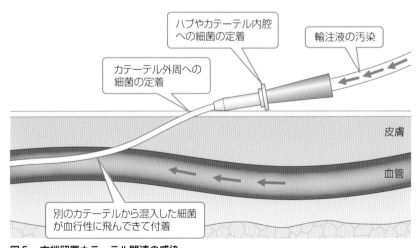

図5　末梢留置カテーテル関連の感染

（Sources of I.V. cannula-related infections. (From Bennett & Brachman's hospital infections [5th ed.]. Philadelphia, PA : Lippincott Williams & Wilkins. Used with permission.)）

囲を被います。これがバイオフィルムです。これは抗菌薬から微生物を保護する構造として作用してしまいます。バイオフィルムはカテーテルの外面、内面のいずれでも形成され、病原体の成長や存続につながり、また抗菌薬への抵抗性に関わる要因となります。病原体の接着から、約1〜2週でバイオフィルムが形成されると報告されています。

☑ カテーテル関連の感染の予防

カテーテル関連の感染の診断、治療は極めて重要な課題ですが、何よりまずそのような事態を発生させない予防が肝心です。手指衛生（hand hygiene）はすべての場面で取り組むべき重要課題であり、次の5つのタイミングがあります。①患者に触れる前、②清潔/無菌操作の前、③体液に曝露された可能性のある場合、④患者に触れた後、⑤患者周辺の環境や物品に触れた後、これらは感染予防に必須の基本事項です。

IVカテーテルの汚染は、カテーテルの外面でも内面で生じ得ます。カテーテルの外面の汚染は不適切な皮膚の消毒や、穿刺時の不潔操作によることが多く、留置後の不適切なドレッシングや皮膚ケアによって病原体がルートに沿って移行してくることにもよります。

一方、内腔の汚染は穿刺時の不適切な操作でも生じますが、とくにハブの部分は清潔でない手袋が触れる部分でもあり、留置後のフラッシュ操作を介して病原体が侵入する門戸になります。留置期間が長ければそれだけ操作回数も増えるため病原体が侵入する機会は増えることになります。

頻度は少なくとも発生したときの危険と損失は極めて大きいため、医療者は手指衛生に始まり、器材の特性を知ったうえで感染を未然に回避し、ルート管理の期間をとおして安全な処置を提供しつづけることが必要です。

☑ ニードレスコネクター（図6）

コネクターの接続部はアルコール綿で消毒しますが、単に拭く（wipe）のではなく、ある程度の摩擦を与えてこする操作（scrub）が望ましいとされます。手指衛生、消毒操作の後、そこが乾燥するまで待ちます。現在、当院で採用のルアーアクセス型スプリットセプタム

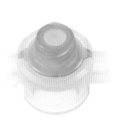

Tポート

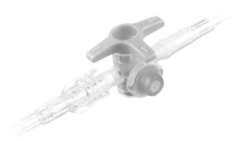

シュアプラグAD三方活栓

図6　ニードレスコネクター

（画像提供：テルモ）

に関しては、アルコール綿の面を変えて2回消毒することを推奨しています。いずれにしても、最近の推奨では、コネクター部位は、単に拭くのではなく、こする操作が必要とされています。

4 カテーテルに関連する血流感染について（用語の解説）

　カテーテルに起因する血流感染をカテーテル関連（あるいはカテーテル由来）血流感染症（catheter related blood stream infection；CRBSI）と呼びます。血液培養が陽性になります。その血流感染の原因がカテーテルであると判断するには、カテーテルの先端の培養などで、血培で検出されたものと同じ菌が検出されることなどの検査で確定されます。末梢のIVカテーテルでも中心静脈カテーテルでも、血管アクセスデバイスならすべてで発生しえます。

　一方でCLABSI（central line associated bloodstream infection）もよく話題になります。これは中心静脈ライン（CL）に関連する血流感染で、末梢のIVカテーテルは含まれません。発症前48時間以内にCLが挿入されており、血液培養が陽性で、分離された病原体が他の領域の感染でないと判断されるような場合がCLABSIと判断されます。

　CLABSIは、サーベイランスに使用されるもので、カテーテル1,000件・日あたりの発生数で報告されます。したがって"分子"は発生数ですが、全てのCLに関して挿入された件数、経過日数など"分母"となる数値が正確に把握できていないと算定できません。多くは、CLの使用頻度が多い集中治療室や特定の病棟などで、継続して調査を実施されていて感染対策のための重要なデータになります。病院全体で実施することも可能ですが、上記の分母を把握することが、困難になるため、通常は部署を決めて行います。

　ただし、CLABSIに関してはカテーテル先端の培養などは要件にはなく、また必ずしも他の感染を除外できるわけではないので、CLが原因となった血流感染以外の他の要因による血流感染もいくらか含まれる可能性が否定できません。例えば、発熱性好中球減少などがあると粘膜バリアーが傷害され、そこから病原体が侵入して血流感染に至ることがあります。これは粘膜バリアー障害性の血流感染症（Mucosal barrier injury bloodstream infection；MBI–BSI）と呼ばれます。

　ところがCL挿入中であれば、MBI–BSIであっとしても、報告の段階ではCLABSIに含めざるを得ないのが現状です。したがって、報告されたCLABSIは必ずしも全例がCLが原因となって発症しているとも断言できない場面があります。いくらCLの感染対策を強化しても、他の要因によるCLABSIは減少させることができないので、慎重に検討しましょう。

6 空気塞栓

　空気感染は、カテーテル類から入り込んだ空気が肺循環に達することで発生します（**図7**）。

　ルートが何らかの原因で開放になっていたり、ルート内の空気があらかじめ適切に抜かれていない場合などが原因となります。また、ニードレスコネクターなどが正しく接続されていない場合や、誤ってコネクターを外してしまった場合などは空気の混入の原因となります。

　セットの接続はルアーロック（luer-lock：ねじ込み固定）を用いるべきです（押し込むものはルアー・スリップ luer-slip と呼び、摩擦で固定されているので、何らかの要因で脱落の危険がある）。

　通常であれば、IVカテーテルの場合は、静脈系にはわずかな圧（静脈圧）がかっているので、空気が吸引されることはありませんが、心臓より高い位置にあれば、とくに吸気時に陰圧となって空気が吸引される可能性があります。中心静脈カテーテルが、内頸静脈、鎖骨下静脈から挿入される場合は、吸気時に陰圧になりやすいので、挿入手技と抜去操作のときに空気塞栓の危険があります。

7 留置カテーテル、システムの流量低下や閉塞

　カテーテルあるいはルートの屈曲（kinking）は流量の低下につながり、それによるルート内での薬液の析出、結晶などによりさらなる流量低下や閉塞の原因となります。接続部も含めてルート全体の管理ができないと長期開存を維持できません。

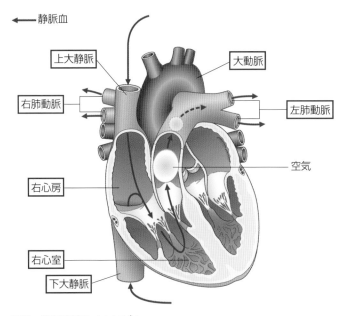

図7　空気塞栓のメカニズム

カテーテルの先端が頻繁に動揺、移動すると、先端部分で血管壁が損傷されて血管内に血栓が形成され、流量低下や閉塞につながるため、ここでもカテーテルの適切な固定は重要となります。

（伊藤和史）

参考文献

1）Lynn Dianne, RN Phillips, Lisa Gorski：Manual of I.V. Therapeutics：Evidence－based Practice for Infusion Therapy 6th. FaDavis Co（2014）
2）O'Grady NP, Alexander M, Burns LA, et al.：2011 Guidelines for the Prevention of Intravascular Catheter－Related Infections. Guidelines for the prevention of intravascular catheter－related infections. Clin Infect Dis 2011；52：e162－.
3）Gorski L, Hadaway L, Hagle ME, McGoldrick M, et al.：Infusion therapy standards of practice. J Infus Nurs. 2016；39（suppl 1）：S1-S159.
4）Policies and Procedures for Infusion Nursing, 5th edition（2016），
Infusion Nurses Society（INS）
4）Ann Corrigan：Infusion Nursing：An Evidence－Based Approach, Infusion Nurses Society, 3e Saunders, 2009.
5）日本VADコンソーシアム編：輸液カテーテル管理の実践基準；輸液治療の穿刺部位・デバイス選択とカテーテル管理ガイドライン．南山堂、2016.
6）京都大学医学部附属病院看護部編：静脈注射・輸液管理認定プログラム；技能認定テキスト．第10版、2016.

各　論

輸液管理・血管確保時の安全管理

輸液管理のリスク

　点滴や注射は直接血管内に薬剤を注入するため、エラーが起こると
生体への影響が迅速顕著に表れます。

　日本医療機能評価機構の医療事故情報報告から、2021年の看護職
が当事者となる注射に関わる医療事故を検索すると99事例の報告が
ありました。その内、濃厚な治療を必要とするものは27%、障害残
存の可能性のあるもの（死亡含む）は24%であり、患者へ実害を与え
る危険性が高いことがわかります。

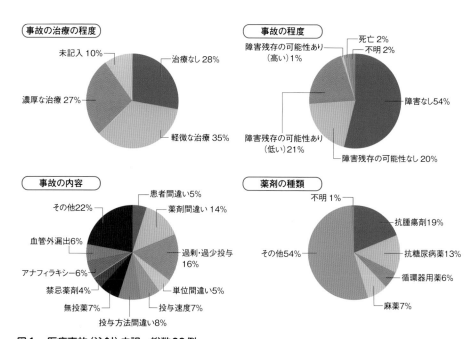

図1　医療事故（注射）内訳　総数99例

日本医療機能評価機構　医療事故情報収集等事業　医療事故情報報告事例検索、2021年報告の薬剤から当事者を看護職、注射をキーワードとして著者が検索し作成

エラー防止の基本的な考え方

点滴・注射業務においても、エラー防止対策の発想手順（**図2**）を念頭において対策を立てる必要があります。

インシデントレポートで注射薬はエラーとして報告される件数が多く、各部署でも頻回に対策が検討されます。よく「手順を遵守する」「6Rを確認する」「ダブルチェックを行う」といった対策が記載されていますが、エラーに至った原因を分析することが重要です。「この患者さんの点滴は必要であるか」「わかりにくい指示ではないか」「輸液の投与の順番や単位など、まちがいを誘発しやすいものとなっていないか」「点滴を実施する時間が集中し、業務が煩雑になっていないか」「点滴作成台は整理されているか」といったように、まずはエラーの発生を防止する対策が必要となります。

その後は、エラー拡大防止としてエラーの発生を早期発見し、被害の拡大を最小限にすることが重要となります。

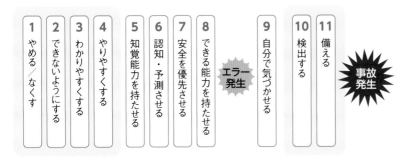

図2　エラー防止対策の発想手順　　　　　　　　　　　(引用文献1) より)

輸液管理の実際

1 医師の指示段階

医師の指示を読み取る際に確認すべき情報として「6つのR」があります（**表1**）。

表1　誤薬防止のための6R

Right Patient	正しい患者
Right Drug	正しい薬
Right Purpose	正しい目的
Right Dose	正しい用量
Right Route	正しい用法（経路）
Right Time	正しい投与時間

(引用文献2) より)

◤1◢口頭指示の注意点

口頭指示には言いまちがいや聞きまちがいのリスクがあります。そのため、口頭指示は原則行うべきではありませんが、現実的に臨床現場で口頭指示をなくすことが難しい場合もあります。

そこで、**口頭指示を受ける際は、指示簿で受けるときと同様に、「6つのR（表1）」を意識して口頭指示受け用紙に記載し、復唱し医師に確認を得ます。その際、薬剤名や単位は略さず、語尾まで正確に伝えます。**その後、口頭指示を事後早期に入力してもらう必要があります。

Point
口頭指示に注意！

> **事例** 医師の薬剤名の伝え間違い
>
> 医師から「ヘパリン 2 mL を投与して」と口頭指示があった。看護師は、いつもはプロタミンなのに？　と不思議に思い、「ヘパリンでよいのですか」と確認するが、医師は「ヘパリンでよい」との返答であった。しかし、医師はプロタミンを投与するつもりだった。
>
>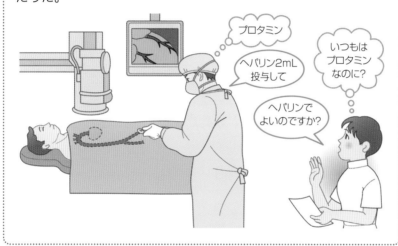

このように、医師が処置に集中している場合、医師が思っていることと、看護師へ伝えることが違うことが起こりえます。看護師は指示が間違っているのではないかと思ったときには、「プロタミンの間違いではないのか」と疑問を伝え再確認することが重要です。

◤2◢指示変更の注意点

医師が指示変更した際には、オーダーの変更をするだけでなく、医師から看護師へ口頭で伝えることが大切です。

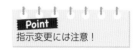
Point
指示変更には注意！

理由：看護師が輸液中止、輸液変更指示に気付かず、変更前のまま投与してしまうことを防ぐため。

② 看護師の指示受け段階

指示を受ける看護師は前述の6Rの情報を確認し、指示が正しく入

力されているか、わかりにくいあいまいな指示や重複した指示がない
かを確認します。指示変更の際は、変更理由を医師に聞き、担当看護
師に伝えておきます。指示受け段階で注意を払い、エラーを誘発しな
いようにしておくことが重要です。

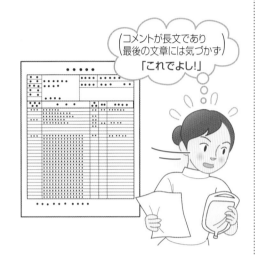

事例 わかりにくい指示例

①輸液指示簿のコメント欄に多くの情報が記載してある

「コメントが長文であり最後の文章には気づかず『これでよし！』」

指示はできるだけ簡潔に記載する。

②開始日、中止日の記載がわかりにくい

事例：開始日が明確でない

他科からの指示で「ステロイド治療後から○日間インスリン投与」の指示があった。しかし、ステロイド治療開始日からが正しいのか、治療終了日からなのかがわからなかった。

➡開始、中止の指示受け時の日付の確認には注意が必要である。

③指示が重複している

事例：注射指示と一般指示の重複指示

輸液指示簿にはインスリンのスライディングスケール対応の指示が出ていた。血糖が180mg/dLであり、スライディングスケールに沿いインスリンを投与した。しかし、一般指示では血糖350mg/dL以上でスライディングスケール対応の指示があり、医師は350mg/dL以上からスケール対応を行うつもりであった。

③ 輸液準備段階

■ 注射薬の取り扱い

指示を確認し、どのような薬剤を取り扱うかを理解しておきます。当院では、投与量や投与方法を誤ると患者に致死的な有害事象を起こしかねない薬剤を要注意薬と定義し、取り扱ううえで注意を促しています。そして輸液指示簿には要注意薬の薬剤名の前に（要）の印を表示し、要注意薬であることが認識できるようにしています。また、麻薬、インスリン、高濃度カリウム製剤、抗悪性腫瘍薬など、取り扱いがより複雑な薬剤に関しては、医療安全管理マニュアルにそれぞれの

薬剤の取り扱いを記載し、エラー防止に努めています。

❷患者のアセスメント

〈患者情報の確認ポイント〉

①アレルギー歴の確認

　アレルギーにはリドカイン（キシロカイン®）、アルコール、ヨード剤、ヘパリン、造影剤など、薬剤過敏症や副作用の出現するものがあります。問診表とカルテのアレルギー情報を確認します。個人によって多様なアレルギーがあるため、アレルギーの有無をベッドサイドに表示するなど、部署全体で共有することが重要です。

Point
大切なことは情報を共有すること！

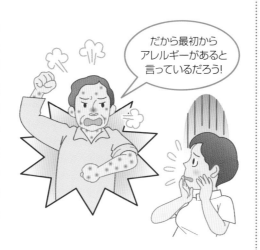

事例　造影剤アレルギー

　患者は造影剤アレルギーがあると伝えたが、カルテにアレルギー情報はなかった。症状を聞くと皮膚の発赤のみであったことから、アレルギー対応は行わず造影剤を投与した。その後、全身に発赤と蕁麻疹が出現した。

だから最初からアレルギーがあると言っているだろう！

➡患者の訴えに対し、アレルギーではないと思い込まず、得た情報は医師に伝え、造影剤の変更を行う必要があった。

②透析患者の場合

シャント肢は駆血禁忌です。

　理由：駆血することでシャントの血流が途切れ閉塞する危険がある。

③乳房切除術や腋窩リンパ節郭清後の場合

患側への血管確保は避けます。

　理由：感染の可能性や患側上肢リンパ浮腫が発生する可能性がある。

④麻痺がある場合

麻痺側は可能な限り血管確保を避けます。

　理由：自動運動が少ないため、静脈還流が悪く浮腫が起こりやすい。また、点滴漏れがあっても患者自身が異常を自覚できない可能性が高い。

⑤上腕留置の中心静脈ポート（ＣＶポート）がある場合

中心静脈ポート埋め込み部から中枢側の駆血やポート周辺の静脈からの穿刺は避けます。

　理由：埋め込まれているポートやカテーテルの破損、断裂につなが

ります。

⑥その他の患者情報

利き手はできる限り避けます。長期留置後で抜針直後は、可能であれば同一側の駆血や血管確保は避けたほうがよいでしょう。また、出血傾向のある患者では、駆血帯の締めすぎや、長時間の駆血は皮下出血等が起こる場合があり注意が必要です。

③ 輸液使用器材の準備

①輸液ラインの選択

輸液ラインは用途によって適切なものを選択します。

〈輸液ラインの種類〉

・一般用輸液セット：落差による自然滴下をクレンメで調節する。
　1 mLが20滴に統一されている。
・微量用輸液セット：1 mLが60滴に統一されている。
・輸液ポンプ用輸液セット：輸液ポンプにセットして使用する。
・輸液セット（フィルター付）：輸液セットに微小異物を除去するためのフィルターが付いている。
・輸液セット（PVC※フリー）：薬剤の影響を受けにくいポリブタジエン製である（p.78参照）。

> ※PVC：ポリ塩化ビニル

②輸液ラインの長さ

患者のADLは人によってさまざまであり、行動範囲や可動域などが異なります。ラインの長さが適正でない場合、転倒や事故抜針の原因にもなるため、十分な配慮が必要です（**図3**）。

③誤接続を防止するための注射器等の選択

当院では、国際規格に準じて、注射器やその他付属器材では神経麻酔用、注射薬用、経腸栄養用、吸入薬用等、その他用に色分けして視認性を上げることで、注射薬以外のものを誤って輸液ラインから投与することが決して起こらないようにしています。

長い場合の欠点	短い場合の欠点
例）点滴台にラインが絡んで転倒する	例）体位交換時等にラインが引っ張れる

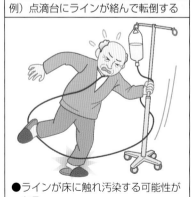

●ラインが床に触れ汚染する可能性がある
●ラインが身体に絡まりやすい

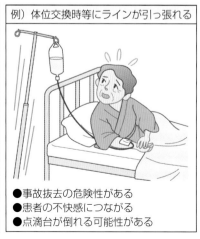

●事故抜去の危険性がある
●患者の不快感につながる
●点滴台が倒れる可能性がある

図3　輸液ラインの十分な配慮

４ 薬剤の取り揃え（図４）

①複数患者の薬剤を同一トレイに入れると患者誤認のおそれがあります。

②点滴作成台の上にも多くの患者の注射用トレイを並べないようにします。

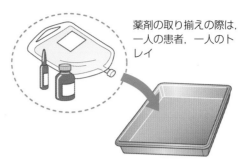

薬剤の取り揃えの際は，一人の患者，一人のトレイ

図4　Aさんの薬剤はAさんだけのトレイに準備

事例　他患者の抗生物質を投与

　点滴作成台の上には複数の抗生物質投与予定の患者のトレイが準備されていた。１つのトレイの中に他患者の抗生物質が誤って入っていたが、そのときは気づかず、患者のもとへ訪室した。投与時、端末による照合（患者リストバンドと点滴ラベルを照合することで、患者誤認を防ぐシステム）の際にエラーを示す「×」の表示が出たが気づかず、他患者の抗生物質を投与した。いつの段階で他患者の抗生物質が誤って入ったのかは不明だが、おそらく点滴準備の際に混ざったものと思われた。

---

５ 輸液調製時の輸液指示簿と薬剤の照合

①輸液指示簿と輸液ラベル、薬剤の照合は５Ｒ（正しい患者、正しい薬、正しい用量、正しい用法、正しい投与時間）で確認します。

②薬剤調製段階で間違えるとその後、間違いに気づくことなく投与されてしまうことを念頭に置いて、薬剤調製者自身が、自分自身の眼で薬剤を確認します。間違って準備されていた薬剤を信用して、薬剤名を確認せずに調製した事例や冷蔵庫にある薬剤を調製し忘れた事例、注射ラベルしか見ておらず、注射薬本体の薬剤名や規格を確認していなかった事例が報告されています。そして当院では、ダブルチェックを行う必要のある薬剤については、医療者２名によるダブルチェックを行っています。

> **Point**
> 薬剤調製は気を引き締めて！

ダブルチェックが必要な注射薬
- 麻薬、筋弛緩薬、向精神薬等の施錠管理が必要な薬剤
- 病棟常備薬
- 高濃度カリウム製剤
- インスリン製剤
- 調製時に計量を必要とする薬剤

　人は似たものがあると、「これに間違いない」と思い込んでしまい、確認を怠るという特性があります。薬剤の形状や名称が似ているものは気をつけるようにします。

> **Point**
> 似たものは注意！

6 薬剤調製

　薬剤調製時にもう一度、薬剤名と投与量を確認します（**図5**）。当院での薬剤調製時のインシデントで最も多いものは投与量の間違いです。投与量の間違いは患者に致命的な有害事象を起こすことがあります。ダブルチェックの時には全量のうち半分量の投与であることに気づいていたにもかかわらず全量を注入してしまうことがよくあります。１バイアル全量ではなく、その内の○mgを投与するような計算が必要なときこそ、二人で確認することが大切です（**図6**）。

　インスリン製剤は作用発現時間や、持続時間によって超速効型、速効型、中間型、混合型、持効型に分類されています。インスリン製剤の単位とmLの間違いや計算間違いは、患者に致命的な有害事象を引き起こします。インスリンの単位を誤認し、過量投与に伴い低血糖をきたした事例が報告されています。インスリン製剤は100単位／mLに濃度が統一されており、「１バイアルは1000単位（10mL）」です。インスリン調製時は、必ずインスリン専用注射器を使用します。また、インスリンをあまり使用しない部署ではインスリン専用注射器の使用に慣れていないことによるエラーも起こっています。定期的に研修を行いましょう。

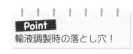
Point
輸液調製時の落とし穴！

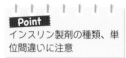
Point
インスリン製剤の種類、単位間違いに注意

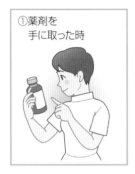
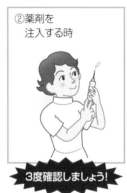
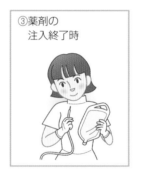

図5　薬剤調製での確認

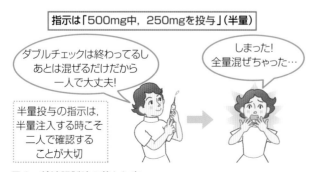

図6　輸液調製時の落とし穴

> **事例** 看護師A（1年目）は、持続インスリン投与をしていた患者の
> ノボリンRの調製をはじめて行った。指示簿には、「ノボリンR
> 注100単位/mL（10mL）40単位＋生食40mL」と書かれてい
> た。看護師は、指示簿を見て、ノボリンR注は10mLが100単
> 位だと誤認し、40単位の指示に対して4mL（400単位）を生食
> と調製し、総量40mLにした。4時間後、患者は声をかけても
> 覚醒せず、低血糖（BS17mg/dL）になっていた[3]。
> 　正しくはノボリン注R 0.4mL（40単位）を生理食塩液と調製し、
> 総量40mLとすべきであった。インスリンの指示単位が何mLに
> 相当するかを間違えず調製することが重要であり、調製間違いが
> 起こらないようにインスリン専用注射器を使用する必要がある。

4 血管確保・輸液実施段階

❶ 患者誤認・薬剤誤投与対策

①患者にフルネームを名乗ってもらい、輸液指示簿と確認する。

　人は自分が期待している声かけには、内容をよく確認しないまま返
事をしてしまうという特性がある。そのため、患者に自ら名前を名乗
ってもらい、確認する方法が最善である。

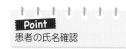
Point
患者の氏名確認

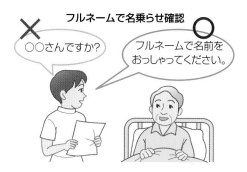

②輸液指示書と準備している薬剤が正しいことを確認する。

③患者誤認、薬剤誤投与防止のために、端末による照合を行う。

　・端末による照合：患者、日付、薬剤があっているか、投与中止の
　　新たな指示がないか確認し、投与者に、○（投与可能）、△（警告）、
　　×（投与禁止）の記号でその結果を知らせる。

　・人：端末による照合で×あるいは△が出た場合に、立ち止まって
　　その意味を理解したうえで、判断する。

【注意】　端末による照合で×が出ているにもかかわらず、投与者が確
　　　　認しておらず、突破してしまうことがあります（**図7**）。

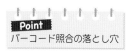
Point
バーコード照合の落とし穴

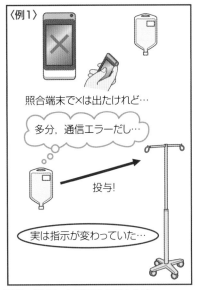
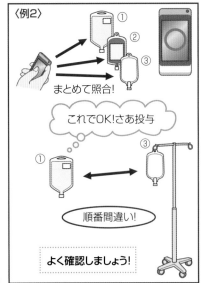

図7　端末による照合の落とし穴

2 神経損傷対策

①神経損傷が起こりやすい好発部位の穿刺を避ける。

・手関節部の橈側皮静脈の選択を避ける（p.35参照）。

②神経損傷の発生要因を避ける

・**駆血帯を長時間締めたままにしない。**

・血管の走行確認後、すぐに穿刺しない場合は一度駆血帯を外し、血流を保持する。

・**蛇行した血管・関節付近の血管は避ける**（点滴漏れ発生時、漏れた薬剤の体積による神経圧迫も神経損傷の要因になるため）。

・**血管をよく怒張させ、深く穿刺しない。**

・**穿刺したが、血管に挿入できず、再度穿刺する時は同一部位には穿刺しない。**

③患者の自覚症状を確認する（早期発見）

穿刺後、「指先に電気が走った感じ」や「指先の痺れる感じ」がないかを声をかけて確認する。

④痛みやしびれがあったら、すぐに穿刺を中止して速やかに抜針する（エラーの拡大防止）。患者の訴えを軽視せず、疼痛やしびれ等の訴えがある時にはすぐに抜針する。その後も疼痛や痺れが持続する場合は医師に報告し、院内の規定に沿って対応する。

3 静脈留置針の留置時の対策

穿刺操作の際、外針内で内針を前進させてしまうと、内針の針先で外針を損傷してしまうことがあります（**図8**）。

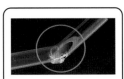

穿刺操作の際、外針内で内針を前進させてしまうと、内針の針先で外針を損傷してしまうことがあります。一度内針を引き戻したら、再び前進させないよう注意しましょう。

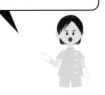

（引用文献4）より）

図8　外針の損傷

事例　静脈留置針を抜去する際、外針（プラスチック製）が離断し、血管内に離断片が遺残した。

4 輸液投与時のエラー対策

①自然滴下時の注意点

自然滴下の場合、点滴速度は、患者の体位（立位、座位、臥位）や上肢の外旋、内旋や伸展・屈曲により変化するので注意が必要です。穿刺した上肢をゆっくり動かし、滴下速度が大幅に変化する肢位がないかを確認します。設定した流量で正確に速度を調整しなければならない場合は輸液ポンプやシリンジポンプを使用します。

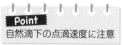

Point
自然滴下の点滴速度に注意

②輸液ポンプ、シリンジポンプ設定時の注意点

事例　輸液の流量設定を行う際、流量と予定量を見間違えて反対に設定した。

Point
輸液ポンプ、シリンジポンプの設定時、流量設定間違いに注意

・輸液ポンプ、シリンジポンプを設定する場合は指示に従って正しく設定して下さい。小数点や桁数の設定間違いや開始ボタンの押し忘れに注意して下さい。

・シリンジポンプにシリンジの押し子が正しくセットされておらず、患者の高さより高い位置にシリンジポンプをセットしているとサイフォニング現象が起き、急速に薬剤注入する危険があります。（図9）

③高濃度カリウム製剤投与時の注意点

過去にさまざまな医療機関で高濃度カリウム製剤のワンショット静注による死亡事故が多発したことから、現在はプレフィルドシリンジとなり、点滴の側管から静注できない形状になっています。高濃度カ

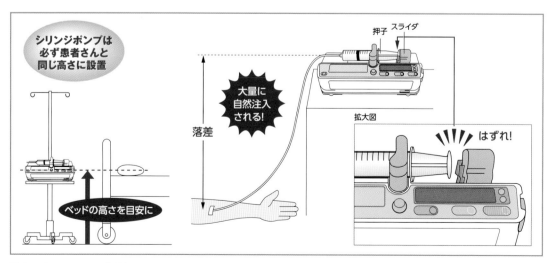

シリンジポンプは必ず患者さんと同じ高さに設置

ベッドの高さを目安に

大量に自然注入される！

落差

押子　スライダ

拡大図

はずれ！

図9　サイフォニング現象

（イラスト提供：テルモ株式会社）

リウム製剤の投与に関しては投与濃度40mEq/L以下、投与速度20mEq/時間以下で投与するよう添付文書で定められています。

④三方活栓使用時の注意点

三方活栓にはL型とR型の2種類があります。L型はコックの方向がOFFとなり、薬液が流れないようになっています。一方、R型はコックの方向に矢印があり、矢印の方向に薬液が流れるようになっています（図10）。三方活栓の種類による違いを理解しましょう。

⑤輸液回路使用時の注意点

閉鎖式輸液回路では側管から投与している輸液回路を取り外しても逆血しません。閉鎖式輸液回路に慣れていると静脈カテーテルや開放型輸液回路から、投与している輸液回路を外した場合に閉鎖されているものと思い込み開放状態になっていることに気づかないということがあります（図11）。

> **事例** 中心静脈カテーテルからの輸液終了時、輸液回路ごと取り外してしまい中心静脈カテーテルが開放状態となっていた。

5 輸液開始後の最終確認

当院では、エラー防止のために滴下後、エラー発生頻度の高い3点（患者氏名・流量・クレンメの開放）について指差し呼称を行っています。点滴台に呼称カードを取り付け（図12）、最終確認をしています。指差し呼称を行うと、何もしない場合に比べ、エラーを6分の1に減らすことができるといわれています。

5 血管確保終了段階

1 患者への説明

患者にとって点滴を行うことは決して日常的なものではありません。腕を動かしてもよいこと、点滴棒を押しながらトイレなどに行ってもよいこと、刺入部の痛みがあればナースコールをすることなど、

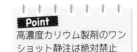
Point 高濃度カリウム製剤のワンショット静注は絶対禁止

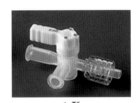
Point 三方活栓のコックの方向に気をつけよう

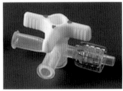

L型

R型

（画像提供：ニプロ）

図10 三方活栓の種類

Point 静脈カテーテル、輸液回路の構造を理解する

Point 輸液を開始し、指差し呼称で確認する（目で追い、指を指し、声を出して確認する）

Point 患者が理解できるように具体的に説明する

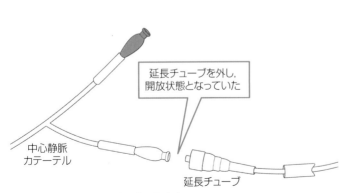

延長チューブを外し、開放状態となっていた

中心静脈カテーテル

延長チューブ

図11 輸液回路を取り外す際の注意点

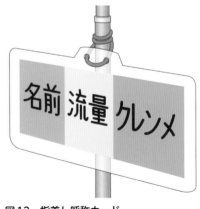

名前 流量 クレンメ

図12 指差し呼称カード

具体的に説明を行うことで患者は理解しやすくなります。

❷ アナフィラキシーショック時の備えと対応

　薬剤の投与量に関係なく、少量の薬液が注入されただけで急激な症状が出現する可能性があります。とくにアナフィラキシー発症の危険性が高い薬剤（造影剤、抗菌薬、抗がん剤）を投与する場合は、投与開始から「5分間」は注意深く観察する必要があります。

　アナフィラキシーショック時の対応は以下の通りです。

①アナフィラキシーの原因となる薬剤投与を中止する

②呼吸・循環の評価、意識レベル、皮膚状態の観察を行う。アナフィラキシーを疑う症状を認め、ショック症状あるいは収縮期血圧の低下がみられる場合には、ただちにアドレナリン0.3mgを大腿前外側部に筋肉注射する

③応援の要請・救急カート、AEDの準備を行う

④重症度、症状に応じた処置を開始する

❸ 薬剤の投与間違いや過量投与に気づいた時の対応

　薬剤の投与間違いや過量投与に気づいた場合には、直ちに投与を中止し、医師に報告します。治療は薬剤の種類や投与量、患者の状態によっても異なります。医師の指示に沿って対応し、観察を継続します。薬剤師とも情報を共有し対応を検討します。

まとめ

　最初に述べたように、安全管理のポイントはエラーの発生防止と早期発見、拡大防止です。エラーの発生防止に向けて、個人の知識、技術の向上に努め、確認行動のルールを遵守し、自己の能力を適正に判断して輸液管理を行っていく必要があります。

（飯田恵）

引用文献
1）河野龍太郎：ImSAFERによるヒューマンエラー事例分析：エラーの発想手順．2010.
2）日本看護協会：誤薬防止のための6R．p.21，2013.
3）公益財団法人日本医療機能評価機構：医療安全情報．No.66，2012.
4）独立行政法人医薬品医療機器総合機構：PMDA医療安全情報．No.45，2014.

参考文献
1）公益財団法人　日本医療機能評価機構：医療事故情報収集等事業
　https://www.med-safe.jp/mpsearch/SearchReport.action アクセス2023年3月22日
2）京都大学医学部附属病院看護部：IVナース認定プログラム-レベルⅡ-2021年度版．2021.
3）京都大学医学部附属病院医療安全管理部：医療安全管理マニュアル．2022.
4）辻田麻衣子：静脈注射・輸液管理に関する安全管理の知識．臨牀看護，38（6）：839～842，2012.
5）川村治子：知らねばならない"危険"の知識．医療安全ワークブック，第3版，p.2～91．医学書院，2013.
6）医療事故調査・支援センター、一般社団法人日本医療安全調査機構：注射剤によるアナフィラキシーに係る死亡事例の分析　医療事故の再発防止に向けた提言　第3号．p18，2018.

感染管理

静脈注射・輸液管理時の感染リスク

1 末梢静脈カテーテル留置に関連した感染＝患者に起こる感染

■局所の炎症：静脈炎

　静脈炎とは、静脈壁内膜が何らかの原因によって炎症を起こし、発赤・疼痛・腫脹・熱感などの症状をきたすものです。要因によって下記の３つに分類されます。

①化学的静脈炎：輸液製剤のpHが酸性またはアルカリ性が強い、浸透圧が高いなどの要因によって起こるもの

②機械的静脈炎：カテーテルを留置した際に、固定が不十分なことで留置針が血管内で動き内膜を損傷させるなど、物理的要因によって起こるもの

③細菌性静脈炎：カテーテル刺入部位から不適切な管理によって細菌や真菌が侵入したことに起因して起こるもの

■全身の感染：敗血症

　敗血症とは、感染によって発症した全身炎症反応症候群のことで、発熱・呼吸困難・血圧異常・ショック症状などをきたします。血管内に菌が侵入しただけでは容易に起きませんが、患者の背景や菌種によっては敗血症に至ることもあります。

2 鋭利な器具の取り扱い、血液に関連した感染＝医療者に起こる感染

　留置針の不適切な取り扱いや誤った廃棄方法などにより、血液の付着した使用済針による針刺し事故、留置時やライン抜去時などに血液が口腔内や眼に飛散することで起こる粘膜曝露事故などで、医療者が下記のウイルスによる血液媒介感染症を起こすことがあります。

・B型肝炎ウイルス（HBV）
・C型肝炎ウイルス（HCV）
・ヒト免疫不全ウイルス（HIV）

標準予防策（スタンダードプレコーション）

標準予防策とは、感染の有無にかかわらず「全ての人は病原体を保有している」という考えのもと、患者・医療者を感染から守るために遵守するべき最も重要な対策のことです。

1 手指衛生

2009年、世界保健機関（WHO）より、「医療における手指衛生ガイドライン」が発行されました。それによると、以下の5つのステップをふんで病原体は伝播するといわれています。

①患者や患者周囲の環境に病原体が存在している
②患者や患者周囲の環境に触れた医療者の手に病原体は移動する
③その病原体は、医療者の手で少なくとも数分以上は生き続けている
④その後、医療者が手指衛生を実施しないか、しても不十分であった場合は手に病原体は残っている
⑤その手で次の患者の元へ行き、患者に触れることで病原体は伝播する

しかし、適切な方法と適切なタイミングで手指衛生を実施することで、感染を防ぐことができるともいわれており、正しい方法で手指衛生を実施することは感染予防対策の基本であることが伺えます。

〈手指衛生の方法〉

手指衛生には、擦式アルコール製剤における手指消毒と、石けんと流水を使用した手洗いの2種類があります。通常は、擦式アルコール製剤の使用を推奨しています。ただし、目に見えて手に汚染があるとき、トイレ後や排泄物に触れた後、アルコール耐性である芽胞形成病原体への曝露が疑われる場合には、石けんと流水を使用した手洗いを実施します。

手指衛生を実施する際は、手洗いおよび手指消毒に際しての注意すべきエリア（図1）を意識して実施することで、病原体を残すことなく手指衛生を実施することができます。また、そのためにはすべての面を擦りあわせる必要があり、図2に示す手指衛生の手順で実施するとよいでしょう。正しい手指衛生をすることで、図3のように病原体は除去できます。

〈手指衛生のタイミング〉

手指衛生はただやみくもに実施すればよいのではありません。WHOの「医療における手指衛生ガイドライン」では、5つのタイミングで実施することが提示されています（図4）。この5つのタイミングの考え方をもとに、個人が医療行為にあたる際にどのタイミングで実施することが必要かを考え、身につけて習慣化することが望ましいです。

Point
擦式アルコール製剤を推奨する理由
・手洗い場がなくてもすぐに手指衛生を実施することが可能である
・短時間でほとんどの微生物を除去することができる
・石けんと流水の手洗いでは時間がかかり洗い残しが起こりやすい

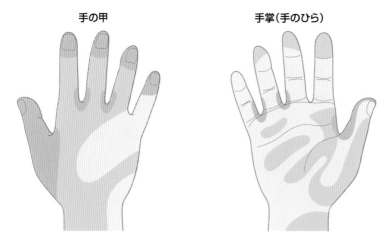

手の甲　　　　　　　　　手掌(手のひら)

手洗いおよび手指消毒に際しての注意すべき手指エリア

　　　普通に注意を要する部位
　　　比較的注意を要する部位
　　　最も注意を要する部位

図1　手洗いおよび手指消毒に際しての注意すべき手指エリア （文献1）より）

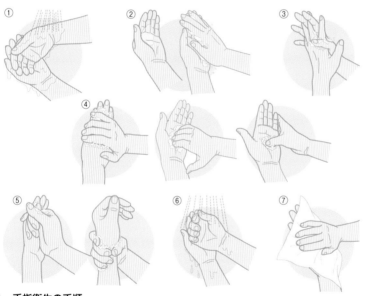

図2　手指衛生の手順

　例えば、末梢静脈カテーテルを挿入する場合のタイミングをあげてみます。

①患者の病室に入室する前に手指衛生を実施→患者に触れる前

②留置の準備や患者確認のためのバーコード操作などをした後、ライン挿入直前に手指衛生を実施→清潔/無菌操作の前

③ラインを挿入して、手袋を外した後に手指衛生を実施→体液に曝露された可能性のある場合

④片づけをして、患者の部屋を出た後に手指衛生を実施→患者に触れた後、患者周辺の物品に触れた後

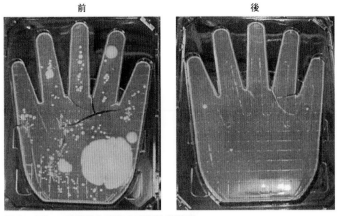

図3　正しい手指衛生前後の手指培養結果

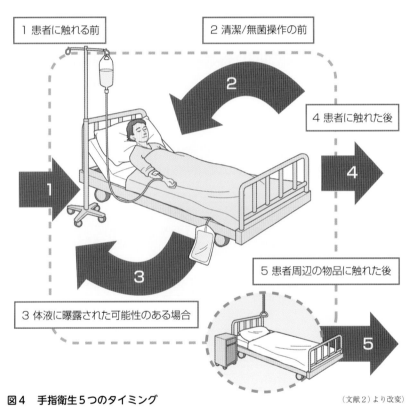

1 患者に触れる前
2 清潔/無菌操作の前
4 患者に触れた後
3 体液に曝露された可能性のある場合
5 患者周辺の物品に触れた後

図4　手指衛生5つのタイミング　（文献2）より改変）

　このように、同一患者の処置だけでも複数のタイミングが必要となる場合もあるため、適切なタイミングを理解することが重要です。

2　個人用防護具の着用

　血液・体液・粘膜に触れるとき、または触れる可能性のある場合は手袋を着用します。血液や体液が飛散するおそれのある場合は、エプロンまたはガウンの装着とゴーグルを着用し、保護する必要があります。静脈留置針を確保する際、通常は手袋着用のみでよいですが、針

輸液点滴セットについて

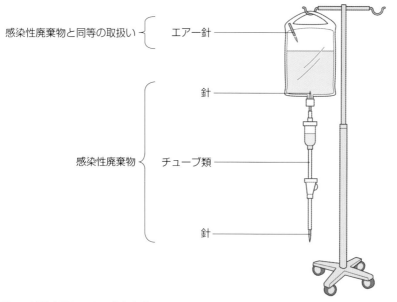

感染性廃棄物と同等の取扱い { エアー針

感染性廃棄物 { 針
チューブ類
針

図5　輸液点滴セットの廃棄方法　　　　　　　　　　　　　　(文献2)より)

を刺すときに患者によっては、痛いとわかっていても驚きのあまりに動いたり、払いのけようとする場合もあるため、患者の個別性を判断し、適切な防護具を選択します。

　輸液のミキシングや投与の清潔操作の前には、医療者からの汚染を防ぐため、マスクを装着し手袋を着用します。マスクは、薬液の確認や患者確認などで声を出す際に、自分の飛沫で薬液を汚染しないために装着します。手袋は本来手指衛生が確実に実施できていたら不要ですが、当院ではより清潔に取り扱うために手指消毒後に未滅菌手袋の着用をしています。

〈清潔操作時の手袋着用のポイント〉

　手袋を着用すると、病原微生物からガードされているように安心するスタッフも多いかと思いますが、実際は手袋着用前に汚染した手で着用すると手袋自体が汚染されます。また、手袋をしたまま各箇所に触れると手袋が汚染されます。そのため、手袋は清潔操作の直前に着用し、着用する前には手指衛生を実施することが重要です。

③　感染性廃棄物の正しい廃棄方法

　2017年に環境省より改訂された「廃棄物処理法に基づく感染性廃棄物処理マニュアル」に基づいて、血液・体液の付着したものあるいは付着した可能性のあるもの、鋭利な物に関しては感染性廃棄物として、所定の場所にすみやかに廃棄します。輸液点滴セットについての廃棄物取り扱いに関しては（**図5**）のように廃棄します。

血液・体液曝露事故防止

　当院の血液・体液曝露事故報告数は年間140件前後あり、そのうち末梢静脈ライン留置時や輸液投与に関連した報告は全体の約10%程度とあまり多くはありません（**図6**）。しかし、一般に血液・体液曝露事故による感染率は、**表1**に示す通り、B型肝炎ウイルスは感染する可能性が高く、C型肝炎ウイルスとヒト免疫不全ウイルスの感染率は低いですがリスクを伴っています。そのため、自分自身の身を守るためにも、安全対策と起きてしまった時の素早い対応が必要となります。

1　B型肝炎ワクチンの接種

　曝露事故を起こした職員が、抗体陽性の有無を把握しているケースは少なく、さらにワクチン接種歴も覚えていないことも多くあります。B型肝炎は抗体を獲得することで確実に感染から守ることができます。事故はどのようなときに起こるかわからないため、ワクチンは1コース確実に接種し、HBs抗体陽性の有無を自分自身で把握しておくことも重要です。

2　鋭利器材損傷防止機能付き安全器材の使用

　静脈留置針についている安全器材には、passive（受動的）タイプとactive（能動的）タイプの2種類があります。passiveタイプは留置針

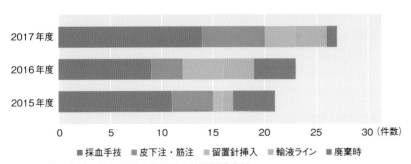

図6　当院の血液・体液曝露事故原因の輸液関連内訳

表1　曝露事故による感染率

血液媒介病原体	針刺し・切創	粘膜・損傷皮膚
B型肝炎ウイルス	6〜30%	感染する可能性が高い
C型肝炎ウイルス	1〜7%	感染率は低いが可能性はある
ヒト免疫不全ウイルス	0.2〜0.5%	感染率は低いが可能性はある

（文献3）より改変）

の内筒を抜いたと同時に針先が被覆されます。activeタイプは留置針の内筒を抜いた後に、針先を覆う操作をすることで被覆されます。安全装置の作動方法を理解したうえで使用することが必要です。

　ただし、安全機能付き器材を使用したとしても、器材を使用した後に正しく廃棄処理をしないことで、片づけを担当した者や廃棄物を取り扱う業者が針刺し事故をした例もあります。被覆されていたとしても鋭利な感染リスクの高い器材は、すみやかに正しい廃棄場所に廃棄することが重要です。

③ 手袋の着用

　標準予防策として、「血液に触れる可能性のある場合には手袋を着用すること」とありますが、静脈留置針を確保する際には血液に触れる可能性が高く、医療者の手には目に見えない傷が存在することもあります。そのため、手袋を着用しないと、患者の血液が医療者の手に付着するだけでも血液媒介病原体に感染する危険性があり、必ず手袋の着用が必要です。

　また、万が一針刺し事故を起こしたとしても、手袋を着用していることで拭い取る効果で手袋がない状態で針刺しをするより、50％も感染率が下がるともいわれており、手袋着用は感染から身を守るために重要な役割を担っています。

血液・体液曝露事故後の対応

① 曝露直後の洗浄

①患者の安全を確保してから作業を中断する
②曝露部位の確認をする
③石けんと多量の流水で曝露部位を洗浄する。目に入った場合は目を洗い流す。口に入った場合は、口をすすぐ

② 曝露の報告

　所属する部署の責任者に、どのような状況で曝露事故が発生したかをすぐに報告し、その後必要な検査の指示を仰ぎます。病院内には、曝露事故が発生した時の対処方法が記載されているマニュアルが存在しますので、責任者が不在でもすぐに対処できるように、確認しておくのがよいでしょう。

③ 曝露源の採血実施

　曝露源のHBV・HCV・HIV感染症の有無を確認するため、曝露源である患者にHIV検査を含んだ採血の必要性を説明し、同意を得て採血を実施します。

④ 当事者の採血実施

　当事者は、HBs抗体が陽性であるか、また曝露前からHBV・HCV・HIV感染症が陽性でなかったかの確認をするために、採血を実施します。当院では、曝露事故が起きた際には全例に当事者の採血を実施していますが、施設によって異なる場合もありますので、各施設のマニュアルに沿って行動してください。

⑤ 検査提出

　曝露源と当事者の採血を各施設の取決めに沿って提出します。院内で検査を実施している場合は、通常1時間程度検査時間を要します。万が一、曝露源のHIVが陽性であった場合、曝露してから2時間以内に予防内服を行うことが望ましいといわれているため、採血実施後すぐに提出します。

⑥ 検査結果とその後のフォロー必要性の確認

　検査結果が揃ったら、各施設の担当者から結果の説明とフォロー必要性の有無について指示を仰ぎます。当日中に処置が必要なものは以下に示すものです。
・曝露源のHBs抗原が陽性で、当事者のHBs抗体が陰性の場合：24時間以内に抗HBsヒト免疫グロブリンとHBVワクチンの接種を行います。
・曝露源のHIVが陽性の場合：2時間以内に予防内服を行います。
　曝露源の感染症によって、6カ月間は採血などを実施してフォローする必要がありますので、しっかりと確認することが重要となります。

血流感染防止のための対策

　カテーテル関連で発生する血流感染を防止するためには、多角的なケアバンドル（エビデンスに基づいた対策をいくつか組み合わせて実施すること）が有効です。まずは、微生物の侵入経路を理解し、微生物の侵入を防ぐための対策を講じる必要があります。

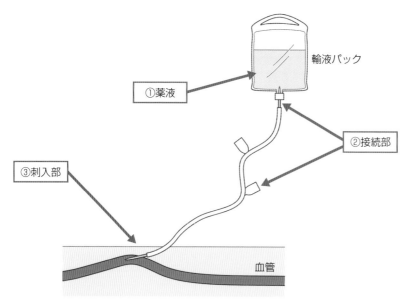

図7　微生物の侵入経路

1 微生物の侵入経路（図7）

①薬液

　ミキシング操作時の清潔操作の破綻や、不適切な保管方法による汚染です。

②接続部

　側管投与時の清潔操作の破綻や、不適切なルート管理による汚染です。

③刺入部

　挿入時の清潔操作の破綻や、不適切なドレッシング剤の選択や刺入部管理による汚染です。

2 挿入部位の選択

　末梢静脈カテーテル留置部位は、上肢より下肢の方が血流緩徐であることから静脈炎を起こしやすいため、成人では上肢を挿入部位とします。下肢にカテーテルが挿入されている場合は、可能な限り早期に上肢に留置し直します。

3 薬液の管理

①清潔処置台の管理

　清潔処置台は、ほこりなどの汚染を防ぐために、空調やエアコンの吹き出し口が直接身体に当たらない位置に設置します。また、清潔処置台の上には輸液ミキシングで使用する物以外は置かず、常に清潔な

環境を維持することが望ましいです。使用前後には、アルコール性の環境クロスを用いて清拭を実施します。

②輸液ミキシング時の清潔操作

　輸液ミキシング時はマスクを装着し手指衛生後、ミキシングに必要なシリンジや薬液などをすべて清潔処置台上に準備します。その後に、再度手指衛生を実施し、未滅菌手袋を着用してミキシングを行います。薬液のゴム栓部分は、開封後は必ず単包のアルコールで消毒を行います。

③薬液のミキシング

　基本的に、ミキシングは用時溶解とします。

Point
薬液のゴム栓部分は、滅菌環境で作成されているため消毒は不要である、と言うスタッフがいるが、出荷後の搬送過程や保管時、開封時に微生物が付着している可能性はゼロではない。そのため、安全を考慮して、必ず消毒を実施することが必要である

4　接続部の管理

①輸液セットの交換

　血液、血液製剤、脂肪乳剤の投与を行っていない患者さんの場合、輸液セットは96時間以上の間隔を空け、少なくとも7日ごとに交換します。

②接続部の消毒方法

　側管などを投与する際は、単包の70%アルコールを用いて接続部をゴシゴシと清拭します。スクラブ清拭することで、微生物を除去できます (p.37参照)。

5　刺入部の管理

①ライン挿入時の清潔操作

　末梢静脈カテーテルを挿入前には、70%アルコールを用いて皮膚を消毒します。消毒した部位に触れないように留意しながら、清潔な未滅菌手袋を装着して挿入します。

②ドレッシング材の選択

　カテーテルの挿入部位の被覆には、滅菌された透明な反透過性のドレッシング材を選択します。外部からの微生物の侵入を防ぐために滅菌された製品を使用します。

③固定方法

　留置したカテーテルが動くことがないように工夫して固定します。留置したカテーテルが動くことで機械的静脈炎を起こしやすくなるため、固定しやすい場所を選択することも重要です。また、固定する際は、刺入部の状態を観察することができるように刺入部にかからないように固定します。

④刺入部位の観察

　ドレッシング材の上からの触診による圧痛診断、ドレッシング材の上からの視診により、毎日カテーテル挿入部位を観察します。なぜな

ら、末梢静脈カテーテルは静脈炎を起こしやすく、血管外漏出を起こすことで薬液によっては皮膚組織の壊死に至ることもあるため、異常の早期発見ができるように観察を怠らないようにします。

　明らかな静脈炎、感染、カテーテルの機能不全いずれかの兆候を認めた場合は、すみやかに末梢静脈カテーテルを抜去します。

⑥ 末梢カテーテルの交換頻度

　成人では、感染や静脈炎のリスクを低減するために、72〜96時間よりも頻回に末梢カテーテルを交換する必要はありません。しかし、長期留置することで静脈炎のリスクは高まるため、当院では5日ごとの入れ替えを行っています。

（橋本明子）

参考文献
1）ICHG研究編：医療従事者のための手洗いマニュアル
2）手指衛生ガイドライン　http://whqlibdoc.who.int/publications/2009/9789241597906.eng.pdf
3）職業感染制御研究会　http://jrgoicp.umin.ac.jp/index_infection.html

輸液療法に必要な薬剤の知識

はじめに

　静脈注射・輸液管理を安全、確実に行うためには、取り扱う医薬品の性質や使用方法についての正しい知識が不可欠です。京都大学医学部附属病院（以下、当院）のIVナース認定プログラムの中には、「輸液療法に必要な薬剤の知識」の講義研修が設定されており、薬剤師が講師を務めています。看護業務の中で薬剤の知識が正しく活用され、より安全で質の高い投薬管理の実践・患者ケアの提供につながることが期待されます。

講義研修の概要

　「輸液療法に必要な薬剤の知識」の講義は90分で、レベルⅠ（1年目）の看護師がレベルⅡの認定を受ける際に受講します。そのため、内容は広く一般的なものとし、以下の5項目で構成されています。講義後には理解度を評価する筆記試験（回答選択式）も行っています。
①注射薬の基礎知識（投与経路と体内動態、必要量の計算）
②注射薬を正しく使うための情報源（注射薬のラベル表示と添付文書）
③医薬品の規制区分、取扱い上の注意と安全管理
④患者背景に合わせた使用上の注意点
⑤注射薬の配合変化、フィルター透過性、使用ライン等の注意点
　これから各論に入りますが、注意事項や該当する医薬品は極めて多く、初めからすべてを覚えるのは難しいので、まずは、なぜ注意が必要なのかを理解して、次に、代表的な薬剤を少しずつ覚えていきましょう。

注射薬の基礎知識

① 投与経路と体内動態

薬剤の投与経路と薬物血中濃度推移の関係を（**図1**）に示します。

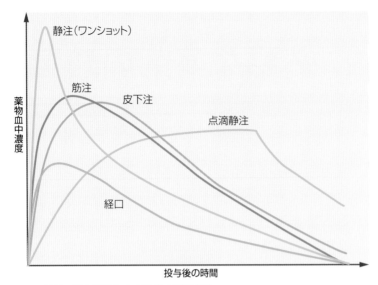

図1　薬剤の投与経路と血中濃度の関係（例）

経口投与の場合、薬物は腸管から吸収された後に肝臓での代謝を経てから全身循環に入るため、血中濃度は比較的緩やかに上昇します。一方、静脈内投与の場合、薬物は直接全身循環に入るため、投与速度がそのまま血中濃度に反映されます。特にワンショット静注時には極めてすみやかに血中濃度が上昇します。したがって、注射薬の静脈内投与は効果発現が早いというメリットがある反面、過敏症や急激な副作用発現への十分な対策（投与前の副作用歴の確認・救急医薬品の常備・投与開始後の患者観察）が必要となります。

2　必要量の計算

　基本的なことですが、投与する薬剤量を間違いなく、素早く計算できるようになることも日々の業務では必要です。小児患者の投与量を10倍間違えるなどの致命的なミスは絶対に起こしてはなりません。注射薬に含まれている成分量の計算、例えば、「2％のリドカイン注射液10mLには0.2g（200mg）の成分が含まれる（計算式：0.02×10＝0.2）」、「1gのセファゾリン注バイアルから200mgを量りとるには、1バイアルを生食100mLに溶解して、そのうちの20mLを量りとる（計算式：200/1000＝20/100）」などは算数の問題として間違えないように訓練しておきましょう。アンプルやバイアルには「●mg」あるいは「●mg/○mL」など、「1容器あたりの」含量が表示されているので計算の助けとなります。

　また、カリウム（K^+）やナトリウム（Na^+）など電解質の単位には「mEq（メック）」が用いられます。電解質は、「g」や「mg」といった重量ではなく、それらがもつ電荷の数を問題としているからです。「％」の表示から「mEq」を計算するのは少し煩雑ですが、電荷の数

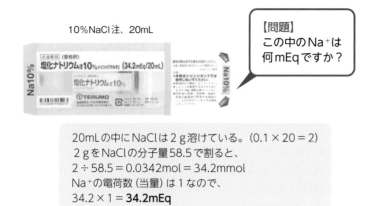

10%NaCl注、20mL

【問題】
この中のNa⁺は
何mEqですか？

20mLの中にNaClは2g溶けている。(0.1×20＝2)
2gをNaClの分子量58.5で割ると、
2÷58.5＝0.0342mol＝34.2mmol
Na⁺の電荷数 (当量) は1なので、
34.2×1＝**34.2mEq**

図2　必要な薬剤量 (mEq) の計算方法

(原子の数×その原子がもつ電荷数) を計算していることは理解しておきましょう (**図2**)。

注射薬を正しく使うための情報源

1 注射薬のラベル表示

　注射薬のアンプルやバイアルのラベルに記載されている情報をあらためて1つひとつ見ると、小さいラベル、小さい文字ではありますが、薬品名をはじめ、1容器あたりの成分量や濃度、投与経路、規制区分、貯法などさまざまな情報が記載されていることがわかります。例えばのソセゴン注射液 (成分名：ペンタゾシン) では、1容器あたりの成分量と液量：15mg/1mL、投与経路：筋肉内・皮下・静脈内、規制区分：劇薬・向精神薬、貯法：室温保存と記載されており、取り扱い上の参考となります (**図3**)。

2 医薬品添付文書

　医薬品情報の基本である添付文書では、「用法・用量」の項および「適用上の注意」の項に投与時に必要な情報が記載されています (**図4**)。ガスター注射液 (成分名：ファモチジン) を例にあげると、まず、「用法・用量」の項に適応症ごとの投与量、投与方法が記載されており、「用法・用量に関する使用上の注意」に腎機能低下患者への投与法として、クレアチニンクリアランス値に応じた投与量・投与間隔が記載されています。また、後ろの方にある「適用上の注意」の項には、筋肉内注射にあたって組織・神経等への影響を避けるための注意点および調製時の注意点 (医薬品によっては溶解・希釈方法や配合上の注意など) が記載されています。

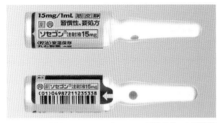
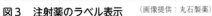
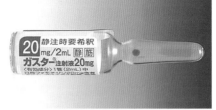
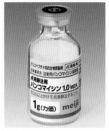

図3　注射薬のラベル表示 （画像提供：丸石製薬）　　　（画像提供：アステラス製薬）

（画像提供：Meiji Seika ファルマ）

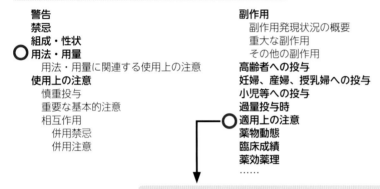

図4　医薬品添付文書の記載項目例

　添付文書情報はWeb[1]や電子カルテ端末でも簡単に検索・閲覧できるようになってきていますので、初めて使用する医薬品や、使用方法で不明な点がある場合は、すぐに添付文書を見て確認する習慣をつけておきましょう。

医薬品の規制区分、取扱い上の注意と安全管理

1　医薬品の規制区分と取扱い

　麻薬、向精神薬、筋弛緩薬などは、保管・記録・廃棄・事故時の対応等について法の規制を受けており（**表1**）、取り扱いに特別な配慮を必要とします。使用する薬剤の規制区分に合わせて、施錠管理や出納の記帳など、しなくてはならないことを正しく行う必要があります。また、なぜそうしなくてはならないのかを理解したうえで行うことが重要です。

1　麻薬

　モルヒネ、オキシコドン、フェンタニル、ケタミン等、鎮痛作用を有する医療用麻薬は、がん患者の疼痛緩和や麻酔などに使用され、患

表1　取り扱いに特別な配慮を要する医薬品

(麻)	麻薬	「麻薬および向神経薬取締法」で規制
(向)	向神経薬	
(毒)	毒薬	「医薬品医療機器等法」で規制
(劇)	劇薬	
覚せい剤		「覚せい剤取締法」で規制
（毒物・劇物）		「毒物及び劇物取締法」で規制

者のQOL維持・向上のために必要不可欠であり、その使用量は増加しています。疼痛管理の目的で適切に使用する範囲においては、精神依存・身体依存はほとんど発生しないとされています。しかし、誤用や乱用により、精神障害や個人的・社会的弊害を引き起こす可能性があるため、「麻薬及び向精神薬取締法」[2]による厳格な規制を受けています。厚生労働省が作成した「病院・診療所における麻薬管理マニュアル」[3]に詳細な管理方法が記載されています。その中で、日常の注射業務に関わる主な事項をいかにあげます。

・麻薬処方せんを交付する医師は麻薬施用者免許を有している必要がある。
・看護師詰所等で麻薬を保管する場合、鍵をかけた堅固な設備内（重量金庫など）に保管し、出し入れのとき以外は必ず施錠する。
・麻薬保管庫内には、麻薬以外の医薬品（覚せい剤を除く）を入れることはできない。
・施用した麻薬の品名及び数量（mL単位）を診療録に記載する。
・施用残液の廃棄は、麻薬管理者が他の職員の立会いの下に行い、麻薬帳簿に廃棄数量等を記載する。→（施用残液、空アンプル、空バイアルの取り扱いは各施設のルールに従う）
・滅失、盗取、破損、流失、所在不明その他の事故が生じたときは、すみやかに必要な事項を「麻薬事故届」により都道府県知事に届け出ること。

② 向精神薬

精神神経用薬や抗不安薬（広い意味での「向精神薬」）のうち、乱用等の恐れのある薬物については、「麻薬及び向精神薬取締法」に規定する第1・2・3種の「向精神薬」に指定されており、取扱いに関する規定が設けられています。臨床でよく使用される注射薬では、ペンタゾシン、ブプレノルフィン（レペタン）などが第2種向精神薬に指定され、ジアゼパム、ミダゾラムなどが第3種向精神薬に指定されています。厚生労働省が作成した「病院・診療所における向精神薬取扱いの手引」[4]に管理方法の詳細が記載されています。その中で、日常

の注射業務に関わる主な事項を以下にあげます。
・病棟の看護師詰所に保管する場合で、常時、看護師等が必要な注意
　をしている場合以外は、向精神薬を保管するロッカーや引き出しに
　鍵をかける。
・ペンタゾシン、ブプレノルフィン等の向精神薬注射剤については、
　特に乱用・盗難のおそれが高いので保管管理を厳重にし、不正使用
　や盗難防止に一層留意する。
・滅失、盗取、所在不明その他の事故が生じたときは、すみやかに必
　要な事項を「向精神薬事故届」により都道府県知事に届け出ること。

❸ 毒薬・劇薬

　マウスで確認された急性毒性（50％致死量）などを基準にして、毒
薬、劇薬の指定を受けている医薬品があります。患者に使用して効果
を得る場合には、その毒性を最小限にするための用法用量が設定され
ています。しかし、その作用と毒性の強さから誤った方法で患者に使
用した場合、重大な健康被害をもたらす危険性があります。盗難、紛
失、事件・事故防止のため、取り扱いは「医薬品医療機器等法」[5]に
よる規制を受けています。保管管理に関する主な事項を以下にあげま
す。
・毒薬又は劇薬を取り扱う者は、これを他の物と区別して、貯蔵・陳
　列しなければならない。
・毒薬を貯蔵・陳列する場所には、鍵をほどこさなければならない。
　→（これに加え、盗難・紛失・不正使用を防ぐ目的で行う使用管理
　簿の記載等は各施設のルールに従う）

② 医薬品使用の安全管理

　医療機関から報告されるヒヤリ・ハット事例のうち、およそ３割が
医薬品に関係しており、その中でも注射薬が占める割合は高いです[6]。
注射薬の投与時は、投与量・投与速度・投与経路・投与順番の確認、
薬剤の取り揃え、薬液の調製など、多くの確認事項や作業があるため、
間違いが起こりやすい環境といえます。投与方法の間違いや薬剤の取
り違えを発見できないまま患者に投与し、事故に至った場合、薬剤に
よっては重篤な結果となりますので注意すべき薬剤の知識を身につけ
て、間違いの防止に努める必要があります。

❶ ハイリスク薬・要注意薬

　「ハイリスク薬」は、誤った投与方法で用いた場合に、患者の健康
状態に対して死亡を含めた深刻な影響をもたらし得る薬剤と定義され
ていることが多いです。医療機関によって呼び方はさまざまで、危険
薬、要注意薬、などともよばれ注射用高濃度カリウム製剤、抗がん剤、
インスリン製剤などがこれに当たります。前述の麻薬や向精神薬のよ
うに、法に基づいて取り扱いが規制されているわけではなく、医療安

表2-1　重症度、医療・看護必要度に係る評価表に記載されている薬剤
（平成28年度診療報酬改定）

- ・血液製剤の管理
- ・抗悪性腫瘍剤の使用（注射剤のみ）
- ・抗悪性腫瘍剤の内服の管理
- ・麻薬の使用（注射剤のみ）
- ・麻薬の内服、貼付、座薬の管理
- ・免疫抑制剤の管理
- ・昇圧剤の使用（注射剤のみ）
- ・抗不整脈剤の使用（注射薬のみ）
- ・抗血栓栓塞栓薬の持続点滴の使用

表2-2　薬剤管理指導料1のハイリスク薬（平成28年度診療報酬改定）

- ・抗悪性腫瘍剤
- ・免疫抑制剤
- ・不整脈用剤
- ・抗てんかん剤
- ・血液凝固阻止剤
- ・ジギタリス製剤
- ・テオフィリン製剤
- ・カリウム製剤（注射薬に限る）
- ・精神神経用剤
- ・糖尿病用剤
- ・膵臓ホルモン剤
- ・抗HIV薬

表2-3　厚生労働科学研究「医薬品の安全使用のための業務手順書」作成マニュアルにおいて、ハイリスク薬とされている薬剤
（平成19年3月）

- ・投与量等に注意が必要な医薬品
- ・休薬期間の設けられている医薬品や服用期間の管理が必要な医薬品
- ・併用禁忌や多くの薬剤との相互作用に注意を要する医薬品
- ・特定の疾病や妊婦等に禁忌である医薬品
- ・重篤な副作用回避のために、定期的な検査が必要な医薬品
- ・心停止等に注意が必要な医薬品
- ・呼吸抑制に注意が必要な注射剤
- ・投与量が単位（Unit）で設定されている注射剤
- ・漏出により皮膚障害を起こす注射剤

全管理の観点から関係学会・関係団体が定義し、該当する薬効分類や注意点がまとめられています（**表2**）。該当薬の薬効分類とその危険性を理解して、適正な注射薬の投与管理に役立てましょう。

2 急速投与を避けるべき注射薬

　高濃度カリウム製剤を希釈して点滴で用いるべきところ、希釈せず急速投与してしまったため、患者が心停止を起こして死亡した事故事例が今までに多く報告されています[6]。カリウム（K^+）を急速投与すると、細胞膜や腎臓の働きで厳密に保たれている細胞内・外のカリウム（K^+）バランスが崩れ、心筋の収縮異常を引き起こします。高濃度カリウム製剤は電解質補正の目的で高頻度に処方されますが、投与速度、投与濃度のチェックは毎回確実に行う必要があります。

　このように、急速投与（ワンショット静注）してはならない注射薬の一覧を**表3**に示します。カリウムなどの電解質製剤、リドカイン注、フェニトイン注、心血管作動薬などが該当し、多くの医療機関ではハイリスク薬として取り扱われています。急速投与の危険性を十分に理解し、指示受け時・注射実施時には細心の注意を払う必要があります。

3 名称が類似した医薬品の組み合わせ

　国内で使用できる医療用医薬品の品目数は16,000以上あります。これだけあれば、その中で名称が類似した組み合わせは多数存在しま

表3　急速投与を避けるべき注射薬の投与速度

主な薬品名（急速投与時の副作用）	投与速度
アスパラギン酸カリウム（心停止、不整脈）	Kとして20mEq/hr以下の速度で点滴静注
KCL（心停止、不整脈）	Kとして20mEq/hr以下の速度で点滴静注
カルチコール（心悸亢進、徐脈）	Caとして0.68～1.36mEq/minで静注
塩化Ca（動悸、徐脈）	Caとして0.68～1.36mEq/minで静注
アレビアチン（心停止、血圧低下）	50mg/min以下の速度で静注
リドカイン（心停止、ショック）	50～100mgを1～2minかけて静注
オリベス（心停止、ショック）	1～2mg/minでの速度で点滴静注　最大投与速度は4mg/minまで
ネオフィリン（ショック、不整脈）	250mgを5～10minかけて静注
ビクロックス（ショック）	1hr以上かけて点滴静注
クリンダマイシン（心停止）	0.5～1hrかけて点滴静注
パクトラミン（ショック）	1～2hrかけて点滴静注
バンコマイシン（red neck症候群、血圧低下）	1hr以上かけて点滴静注
テイコプラニン（ショック、レッドマン症候群）	30min以上かけて点滴静注
ファンギゾン（高K血症、不整脈）	3～6hr以上かけて点滴静
アムビゾム（ショック、投与時関連反応）	1～2hr以上かけて点滴静注
レミナロン（血圧低下、ショック）	2.5mg/kg/hr以下の速度で点滴静注
フサン［ナファモスタットメシル酸塩］（静脈炎、壊死、血圧低下）	0.2mg/kg/時以下で点滴静注
ソル・メルコート（心停止、循環性虚脱、不整脈）	500mgを超える際には10min以上かけて静注
フェジン（一過性の頭痛、全身倦怠感、心悸亢進、悪心、蕁麻疹、顔面紅潮等）	2min以上かけて静注
ロピオン（血圧、心拍数上昇）	1min以上かけて静注
セルシン（血栓性静脈炎、呼吸抑制、血圧低下）	なるべく太い血管に2min以上かけて静注
マグセント（電解質喪失、血栓性静脈炎）	40mLを20分以上かけて静注後、10mL/hr
プロタミン硫酸塩（呼吸困難、血圧低下、徐脈）	10min以上かけて静注
トラネキサム酸（悪心、胸部不快感、心悸亢進、血圧低下）	ゆっくり静注
ケイツーN（ショック症状）	緩徐に注射（点滴静注がのぞましい）

表4　名称が類似している注射薬

アミノレバン	アミパレン
ウテメリン	メテナリン（→メチルエルゴメトリンに名称変更）
サクシン（→スキサメトニウムに名称変更）	サクシゾン
セフェム系抗菌薬全般（例：セフォチアムとセフォタキシム）	
ソルダクトン	ソルラクト
タキソール	タキソテール
ヒルナミン	ヒルトニン
ファンギゾン	ファンガード
ヒューマログ注カート	ヒューマカート注
マキシピーム	マスキュレート（→ベクロニウムに名称変更）
メイロン	メチロン

インスリン製剤や輸液製剤は、規格間違いにも注意すること!!

す（**表4**）。医師の処方段階、薬剤師の調剤段階、看護師の投与管理の段階、それぞれで間違えるリスクがあります。タキソールとタキソテール（成分名はパクリタキセルとドセタキセル）を間違えたことにより患者が死亡した事故事例が報告されています[6)7)]。名前は似ているが、投与量が大きく異なる組み合わせや薬効が全く異なる組み合わせの間違いは重篤な結果をまねきやすいです。間違いの多い組み合わせを知ることは事故防止の一助となります。

　医薬品の取り違えをなくす方法として、ダブルチェックや照合システムの使用が取り入れられています。それに加え、医師による処方間違い（薬剤の選択間違い）があり得ることを念頭において、処方・指示された薬剤が患者の治療計画と照らし合わせて正しいかどうかを常にチェックする視点が必要です。

　また、外観が類似した医薬品の組み合わせも多数存在します。取り扱う際は、色や形を中心に認識するのではなく、ラベルに書かれた名称・規格をしっかり確認する必要があります。

患者背景に合わせた使用上の注意点

　医薬品を投与する際に確認すべき基本的な5つの項目があります（**表5**）。薬剤の準備時や投与前には、常にこれらの項目を自分に問いかけるような形で確認する習慣をつけておきましょう。これに関連して、ここでは小児や高齢者、腎機能低下など患者背景に合わせた注射薬の使用上の注意点（主に用量や用法）を解説します。

1 小児

　添付文書や診療ガイドラインで患児の体重（kg）あたりの投与量や年齢別の投与量が設定されている場合はそれに従います。一方、小児への適応がなく、小児用量が設定されていない医薬品であっても、他

表5　医薬品投与時に確認すべき5つの項目

❶正しい患者？
　　患者氏名は？　疾患・症状の有無は？　アレルギー歴は？
❷正しい薬剤？
　　指示・準備された薬の名前は？　目的に合った薬か？　禁忌症は？
❸正しい用量？
　　単位は？　計算は合ってる？　多すぎない？　少なすぎない？
❹正しい経路・用法？
　　投与経路は？　投与速度は？　流量の設定は？
❺正しい時間？
　　いつからいつまで？　投与間隔は？
（「目的」や「記録」が項目に付け加えられることもある。）

$$\frac{年齢 (歳) \times 4 + 20}{100} \times 成人量 (1歳以上に適応)$$

Von Harnack の小児薬用量比

年齢	新生児	3ヶ月	6ヶ月	1歳	3歳	7.5歳	12歳	成人
薬用量比	1/20〜1/10	1/6	1/5	1/4	1/3	1/2	2/3	1

図5　成人薬用量から小児薬用量への換算

の薬では代替不能であるなどの理由から止むを得ず使用されることがあります。こうした場合の小児薬用量は、年齢や体重を元に成人量から換算することが多いです。成人の薬用量から小児の薬用量を換算する式はいくつもありますが、シンプルで代表的な2つを**図5**に示します。薬物の代謝や排泄に重要な役割を果たす肝臓や腎臓の機能は身体の成長とともに成人に近づき、体表面積に相関するとされています。いずれの式や表もこれらを勘案して作成されたものです。「3歳」で「3分の1」というポイントは「3」と「3」とのつながりで覚えやすいです。成人の通常用量との比をおよそ把握していれば、体重から計算した投与量が大きく間違っている時などでも気づくことができます。

② 高齢者

　個体差は大きいが、高齢者は成人と比較して体内の水分量、血液中のアルブミン濃度、体重、肝機能、腎機能が低下しているため、投与した薬物の血中濃度が上昇しやすく、作用・副作用が増加する傾向にあります。また、合併症の増加などにより使用している医薬品の種類が多くなりやすいです。したがって、患者の状態、特に腎機能の評価や多剤併用による薬物相互作用の評価を正しく行ったうえで薬剤を選択し、投与量を調節する必要があります。

　また、注射薬では少ないが、内服で胃腸薬、鎮痛薬、睡眠薬などが漫然と継続投与されていることが多いです。折を見て副作用発現の有無を確認するとともに、使用薬剤の必要性について再評価を行います。日本老年医学会の「高齢者の安全な薬物療法ガイドライン2015」[8]などが参考になります。

③ 腎機能低下時

　腎臓は尿の生成と排泄を通じて体液の量や組成を調節しています。また、生体に投与された薬物の排泄を担っています。腎機能が低下している患者で、投与量調節に注意すべき薬剤は、腎排泄型の薬剤および腎毒性を有する薬剤です。

腎機能低下患者への投与法

ファモチジンは主として腎臓から未変化体で排泄される。腎機能低下患者にファモチジンを投与すると腎機能の低下とともに血中未変化体濃度が上昇し、尿中排泄が減少するので、次のような投与法を目安とする

〈1回20mg 1日2回投与を基準とする場合〉

クレアチニンクリアランス (mL/min)	投与法	
Ccr ≧ 60	1回20mg	1日2回
60 > Ccr > 30	1回20mg	1日1回
	1回10mg	1日2回
30 ≧ Ccr	1回10mg	2日に1回
	1回5mg	1日に1回
透析患者	1回10mg	透析後1回
	1回5mg	1日1回

図6　Ccr値に応じたファモチジン注射液の用法用量

　腎排泄型の薬剤とは、薬理活性を有する未変化体や代謝物が主に尿中から排泄される薬剤のことで、セフェム系抗菌薬、キノロン系抗菌薬、アシクロビル、ファモチジン、モルヒネなどがあげられます。これらを投与する際は、患者の腎機能（簡易的には血清クレアチニン値から求めたクレアチニンクリアランス値）を指標にして、投与量や投与間隔を調節する必要がある。例えば、ファモチジン注射液の添付文書には、**図6**のように腎機能に応じた投与量設定の記載があります。

　腎毒性を有する薬剤は、腎血流の減少や糸球体、尿細管への直接的な障害を引き起こします。アミノグリコシド系抗菌薬、バンコマイシン、非ステロイド性抗炎症薬（NSAIDs）、シスプラチン、シクロスポリン、タクロリムス、造影剤などがあげられます。腎機能のさらなる悪化が懸念されるため、これらの腎機能低下患者への投与は添付文書上、「禁忌」や「慎重投与」とされているので十分な注意が必要です。

注射薬の配合変化、フィルター透過性、使用ラインの注意点

　注射薬の投与管理を行う現場で最も苦労が多いと思われるのが配合変化の問題です。また、輸液フィルターを使用する際や、PVC（ポリ塩化ビニル）製の点滴ラインを使用する際に注意を要する医薬品もあります。すべてを覚えるのは困難ですが、代表事例と注意を要する理由を押さえておくと応用が利きます。配合変化などについては、現場の看護師が蓄積した多くの事例や解決のための工夫があります。その情報を医療スタッフ間で共有しておくことも大切です。

1 注射薬の配合変化

　注射薬を混合して投与することには、時間短縮や患者負担の軽減など種々の利点があります。しかし、注射薬は本来単独使用時においてその成分や剤形の安定化が図られている製剤であるため、酸性注射薬とアルカリ性注射薬、また、油性と水溶性注射薬を混合した場合などに、成分や剤形が不安定になり配合変化が生じることがあります。外観変化（白濁、結晶析出）や力価（薬効）の低下が起こります。

　配合変化を起こしやすい代表的な薬剤を**表6**に示します。例えば、プロトンポンプ阻害薬であるオメプラゾール注は糖・電解質輸液であるフィジオ35の側管から同時投与できません。オメプラゾール注はpH9.5〜11.0とアルカリ性を示し、生理食塩液または5％ブドウ糖液に溶解して単独投与するのが原則であるため、投与前後はルートを生理食塩液でフラッシュする必要があります。ブドウ糖を含有する電解質輸液はpHが酸性側に傾いているものが多いことも併せて覚えておきましょう。

　また、注射用セフトリアキソンナトリウムは、「カルシウムを含有する注射剤又は輸液と同時に投与しないこと」と添付文書の使用上の注意の項に記載されています。続けて、「国外において、新生児に本剤とカルシウムを含有する注射剤又は輸液を同一経路から同時に投与した場合に、肺、腎臓等に生じたセフトリアキソンを成分とする結晶により、死亡に至った症例が報告されている」と理由が記載されています。成人と小児どちらにも共通した注意事項ですが、新生児や未熟児は成人に比べて血液量が少なく、セフトリアキソンの消失半減期も長いため、特に注意が必要です。

　配合変化の組み合わせは無限にありますが、混合の可否をどうやって調べればよいのかについては添付文書を確認したり、配合変化の書籍やデータベースを調べたりすることで混合の可否についての情報を得ることができます。もちろん、薬剤師に相談してもよいでしょう。この時に一点注意したいのは、使用する薬剤の濃度やバッグ内・ルー

表6　配合変化を起こしやすい注射薬

酸性注射薬	イノバン、シプロフロキサシン、ナファモスタット、ミダゾラム、ノルアドレナリン、ビソルボン、プリンペラン、ニカルジピン、ボスミン等
アルカリ性注射薬	アレビアチン、オメプラゾール、ソルダクトン、デノシン、フローラン、エポプロステロール、ネオフィリン、ビクロックス、フェジン、メイロン、フロセミド等
ソルデム3Aと混合不可	オメプラゾール、ソルダクトン、タケプロン、ニカルジピン、ファンギゾン等
フィジオ35と混合不可	アレビアチン、オメプラゾール、ソル・コーテフ、ソルダクトン、ソル・メルコート、タケプロン、ファンギゾン等
その他の配合変化を呈しやすい注射薬	ハンプ、セルシン、ソル・メルコート、ソル・コーテフ、レミナロン、カルシウムを含む薬剤、アタラックスP等

ト内で他剤と混合されている時間などの配合条件で、これが調べた情報と合っているかどうかを確認する必要があります。一般的に、濃度が高く、他剤との混合時間が長い方が配合変化を起こしやすいです。

② 注射薬の溶解液と希釈

　注射薬の浸透圧は血液と等張であることが望ましく、凍結乾燥製剤を溶解する際は生理食塩液や5％ブドウ糖液を使用することがほとんどです。しかし、薬剤によっては、生理食塩液で溶解すると配合変化を起こす場合があります。また、注射用水でしか溶解できない薬剤や、注射用水も使用できず専用の溶解液を用いる薬剤もあります（**表7**）。
　また、希釈倍率が大きい（より薄める）ほうが安定な注射薬があります。成分の溶解度が小さく、可溶化剤を加えて溶液にしている製剤が該当します。希釈液が少量の場合は可溶化剤の効果が弱まって成分

表7　溶解液が限定されている注射薬

生理食塩液で溶解できない注射薬	ファンギゾン、ナファモスタット等	注射用水か5％ブドウ糖液で溶解
	アムビゾーム、エリスロシン、ロイナーゼ、ダントリウム、ベナンバックス等	注射用水で溶解
5％ブドウ糖液で溶解できない注射薬	ベナンバックス	注射用水で溶解
特殊な溶解液が添付されている注射薬	フローラン	専用溶解液（アミノ酢酸含有）
	タキソテール	専用溶解液（13％エタノール含有）
	ゴナトロビン	専用溶解液（0.6％NaCl液）

表8　フィルターを使用してはいけない薬剤

	製剤名、商品名	不適理由
血液製剤、血漿分画製剤	赤血球製剤、血小板製剤、FFP	粒子径が大きく、透過しないため（目詰まりをおこす可能性がある）
	アルブミン製剤、グロブリン製剤	
粘度の高い輸液	グリセオール	
	低分子デキストラン	
リポ化製剤、脂肪乳剤	ロピオン、アルプロスタジル	
	プロポフォール、ディプリバン	
	イントラリポス	
	アムビゾーム	
コロイドを形成しているもの	ファンギゾン、フェジン	
フィルターを変性させる恐れがあるもの	エトポシド、エポプロスファロール	ひびわれする可能性がある
注入量5μg/mL以下、あるいは1日投与量が5mg以下の製剤（精密持続投与を行っているもの）	グラン、ノイトロジン	微量投与のため、フィルターへの吸着により投与量が変化する恐れがある
	プロスタンディン、タンデトロン、ジゴシン	
	プログラフ、サンディミュン	
	ボスミン、ドパミン、ノルアドレナリン（低用量時）、ベクロニウム	フィルターへの吸着により、流速に変化を生じる恐れがある

が析出します。例えば、セルシン注は他の注射液と混合または希釈して使用しないこととされているが、やむを得ず輸液と混合する場合は40倍以上の希釈が必要とされています。同様にバクトラミン注は1アンプルあたり125mLの5％ブドウ糖液で希釈、エトポシド注は50倍以上に希釈することとされています。

③ 輸液フィルターを使用する際に注意を要する薬剤

輸液フィルターは異物や病原体、空気の除去を目的として使用されます。異物とは、注射薬調製時に混入してしまったアンプルのガラス片やバイアルのゴム片、不溶性微粒子などです。一般に使用される輸液フィルターの孔径は0.22μmです。薬剤の粒子径や性質、投与量によって、フィルターを使用してはいけない薬剤（表8）や目詰まりを起こしやすいため注意を要する薬剤（表9）があります。

④ PVC製の点滴ラインを使用する際に注意を要する薬剤

医療機材にはPVC（ポリ塩化ビニル）製のディスポーザブル製品が汎用されています。PVC製の点滴ラインには、PVCを柔らかくする可塑剤としてDEHP（フタル酸ジ-2-エチルヘキシル）が含まれていることが多いです。これに界面活性剤などを含む注射液を点滴静注し

表9　フィルター使用時に目詰まりを起こしやすい薬剤

配合により不溶性成分が析出しやすい薬剤
ミネラリン、ミネリック等

中性〜酸性で懸濁、沈殿しやすい薬剤
アレビアチン、ソル・コーテフ、ソル・メルコート、ネオフィリン、バクトラミン、ピクロックス、メイロン、メソトレキセート、フロセミド、ラボナール等

可溶化剤（界面活性剤）、非水性溶媒を使用している薬剤
ケイツーN等

表10　PVC製点滴ラインとの相互作用がある注射

DEHPの溶出
〈使用を避けるもの〉
サンディミュン、タキソール、プログラフ、エトポシド
〈使用を避けた方が望ましいもの〉
イントラリピッド、高カロリー輸液用総合ビタミン剤、フロポフォール、ロピオン、アルプロスタジル、パルクス

ポリ塩化ビニル（PVC）製ラインへの吸着
〈使用を避けるもの〉
ニトログリセリン、硝酸イソソルビド、インスリン、ジアゼパム等

た場合、点滴液中にDEHPが溶出します。また、ニトログリセリンやインスリンはPVC製の点滴ラインに吸着し、投与される量が減るという問題点もあります（**表10**）。DEHPはヒトに対する毒性は低いとされていますが、胎児・新生児・乳児・小児は感受性が高いと考えられるため、代替品への切り替えが推奨されています。PVCフリー（PVC及びDEHPを含まない）の製品やPVC製でDEHPフリーの製品の使用が増えており、問題は解決されつつありますが、注意点として知っておきましょう。

（深津祥央、尾崎淳子）

参考文献
1）PMDA（独立行政法人 医薬品医療機器総合機構）：医療用医薬品情報検索.
　http://www.pmda.go.jp/PmdaSearch/iyakuSearch/（2016年12月1日検索）
2）麻薬及び向精神薬取締法（昭和二十八年三月十七日法律第十四号）. 最終改正：平成二十七年六月二六日法律第五〇号
3）厚生労働省：病院・診療所における麻薬管理マニュアル. 平成23年4月.
4）厚生労働省：病院・診療所における向精神薬取扱いの手引. 平成24年2月.
5）医薬品、医療機器等の品質、有効性及び安全性の確保等に関する法律（昭和三十五年八月十日法律第百四十五号）. 最終改正：平成二十七年六月二六日法律第五〇号
6）公益財団法人日本医療機能評価機構：医療事故情報収集等事業.
　http://www.med－safe.jp（2016年12月1日検索）
7）PMDA（独立行政法人 医薬品医療機器総合機構）：製薬企業からの医薬品の適正使用等に関するお知らせ. https://www.pmda.go.jp/safety/info-services/drugs/calling-attention/properly-use-alert/0004.html（2016年12月1日検索）
8）日本老年医学会：高齢者の安全な薬物療法ガイドライン2015. メヂカルビュー社、2015.

第4章

各血管アクセス
デバイスの手技や
管理のポイント

末梢血管確保

末梢血管確保とは

　経口的または経腸的に、電解質や栄養、水分・薬物などの摂取が何らかの理由で困難と判断される場合、または早急な薬剤効果を期待する場合に、経静脈的に末梢静脈血管にカテーテルを挿入し、その経路を介して水分や薬剤などを投与することをいいます（図1）。

末梢血管確保の目的

　水分や栄養分の補給、循環血液量の確保、迅速な薬剤効果を目的として、血管内に約2cm程度のカテーテルを留置します。治療期間は、短期的なものが対象となります。

末梢血管確保の適応

　末梢血管の適応には以下のものがあります。
〈適応〉
・循環血液量の確保が必要な場合
・電解質・酸塩基平衡の是正を行う場合
・検査や処置に伴う血管確保が必要な場合
・水分や栄養分の補給が必要な場合（末梢静脈栄養）
・抗菌薬の投与が必要な場合
〈禁忌〉
・高濃度のカリウム製剤
・浸透圧の高い薬剤
・シャント肢への刺入

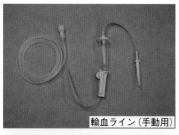
輸血ライン（手動用）

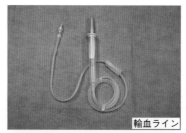
輸血ライン

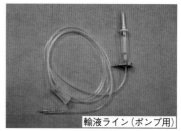
輸液ライン（ポンプ用）

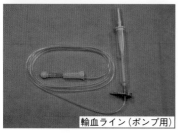
輸血ライン（ポンプ用）

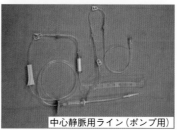
中心静脈用ライン（ポンプ用）

図1　ラインの種類と基本構造

末梢血管確保のメリットとデメリット

　末梢血管確保のメリットとデメリットは以下のようなものがあります。

〈メリット〉
・実施に関して準備が容易である。
・看護師でも実施できる
・体内への留置部分が短く、事故抜去の際に残遺物が体内に残りにくい

〈デメリット〉
・血管外漏出の可能性がある
・末梢静脈血管の走行が見えない場合、確保が困難である
・高濃度カリウム製剤が投与できない
・浸透圧の高い薬剤が投与できない

穿刺の手順・固定・消毒方法

〈準備段階〉
①マスクを着用する

【根拠】　清潔な環境で実施するために着用する

②衛生的手洗いの実施

【根拠】　清潔な環境で行うために実施する

③必要物品の準備

　必要物品を揃え、処置用ワゴンに準備する

【ワゴン上段】（**図2**）

・注射用ワークシート

・未滅菌手袋（清潔を保持するため）

・駆血帯

・マジック

・照合端末

【トレイ】

・静脈留置針

・消毒綿（単包）

・ドレッシング材

・絆創膏2枚

・防水シーツ（清潔を保持するため患者と接触する面が内側になる
　ように中表でたたんでおく）

※準備の段階で未滅菌手袋は着用しなくてもよい。清潔と不潔を意識して準備する。
　穿刺に使用する物品でより清潔を保つ必要がある物はトレイの中に、そうでない物
　はワゴンの上段と下段に分けて準備する。

【ワゴン下段】

・針廃棄物容器
　　針が入っている場合もあるため蓋は閉めた状態でワゴンにのせ
　る（**図3**）

【その他】

・点滴スタンド

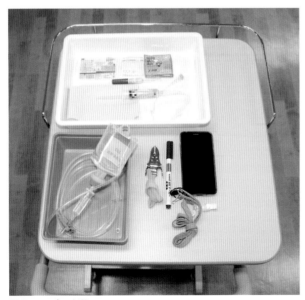

図2　ワゴン上段

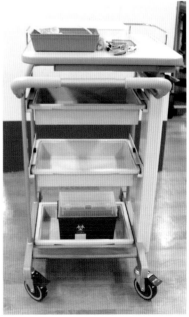

図3　ワゴン下段

〈実施段階〉

①患者・薬剤確認

・患者と対面し、患者にフルネームを名乗ってもらいワークシートと確認する。

【根拠】 患者にフルネームを名乗ってもらうことで患者誤認を防止する

②患者への説明

・血管確保の目的と必要性を説明し同意を得る。

【根拠】 単に「点滴をします」ではなく、何のための点滴なのか、正しい目的と必要性を伝える

・排尿を促す

【根拠】 しばらく同一体位をとってもらう必要があるため、身体の準備を整える必要がある

・安楽な体位をとらせる

【根拠】 しばらく同一体位をとってもらう必要があるため、身体の準備を整える必要がある

・ワークシートを確認し、薬剤・氏名など照合端末で照合する（図4）。

【注意】 患者のリストバンド⇒輸液ラベルの順番に照合する。「○」が出ない場合は原因を検索し強行突破はしないようにする

※介助者がいない場合は、点滴スタンドに輸液ボトルをセットし輸液ルートの先端まで薬液が満たされていることを確認し、先端部分を手の届くところに置いておく。クレンメの位置も手の届く位置にセットしておく

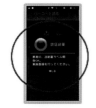
このマークが出たら投与OK

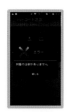
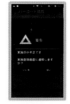
このマークが出たら投与してはいけません。（理由を確認してください）

端末による照合を必ず行い患者誤認・薬剤誤投与を防止すること！

図4 照合画面の確認

③注射部位の決定

・ラテックスアレルギーの有無、利き手、既往歴、CVポートの有無などを患者に確認し、駆血帯を巻く腕を選定する。

> 【根拠】 駆血帯は、ゴム製品のものを使用する際にはアレルギーの有無についての確認が必要である。利き手側に針を留置することでその後の動作に支障が出ることを考慮する。また、穿刺の際に神経症状が出る場合があるため、利き手は避けることが望ましい。既往歴については麻痺の有無（麻痺側では皮下漏出した際に気づくのが遅れる場合がある。また、自動運動が少ないため静脈還流が悪く浮腫が起こりやすい）、透析のためのシャントの有無（駆血することでシャントの血流が変化し閉塞する可能性があるため）、乳がん術後の有無（腋窩リンパ節郭清後であれば、リンパ浮腫の原因になることがあるため）について確認する

> **Point**
> 「ラテックス」ではわかりにくいので、「ゴム製品」など、わかりやすい言葉で質問する。

・穿刺部下に防水シーツを敷く（**図5**）。

> 【根拠】 リネン類の汚染予防に行う。防水シーツは吸水面を上面、患者と接するようにし、穿刺部位が中央になるように敷く

・駆血帯を絞め、穿刺する血管を触診し穿刺部位を決定する。
・いったん駆血帯を外す。
・穿刺物品を防水シーツの上に置く（**図6**）。

> 【根拠】 介助者がいる場合は介助者が準備できるが、介助者がいない場合は手に取りやすい位置に物品を配置する

> **Point**
> 針廃棄容器は不潔なので最後に準備する。この時点で蓋を開ける。内針を抜く手の側に設置すると捨てやすい。

・針廃棄容器を適切な位置に置く

④手袋の装着

・アルコール性消毒剤で手指消毒した後に未滅菌手袋を着用する。

> 【根拠】 未滅菌手袋には目視しにくいピンホールが存在することがある。手に付着している菌で汚染しないように手袋着用前に手指消毒を行う

> 【注意】 未滅菌手袋を着用後は、髪や衣服を触らない

⑤禁忌事項の確認

・アルコール禁忌の有無を確認する。

⑥穿刺および固定

・駆血帯を絞め、親指を中にして手を握り、静脈を怒張させる（**図7**）。

> 【根拠】 手を握ったほうが静脈が怒張しやすいため

> **Point**
> 「アルコール大丈夫ですか？」ではなく、「アルコール消毒でかゆくなったり赤くなったりしたことはありませんか？」と具体的に質問する。

・消毒綿で中心から円を描くように消毒を行う。

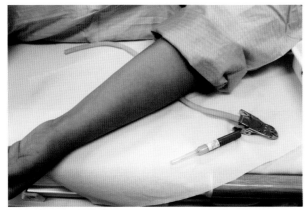

図5　防水シーツを敷く

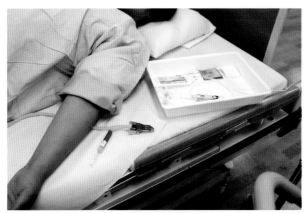

図6　穿刺物品を防水シーツの上に置く

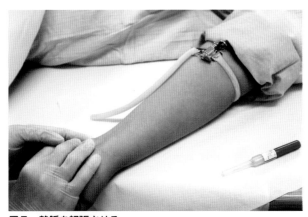

図7　静脈を怒張させる

【根拠】　刺入部である中心部を最も清潔に保つ必要があるため

【注意】　消毒綿の面全体を使用し、十分に消毒する。また、消毒した後はその上では作業をしない

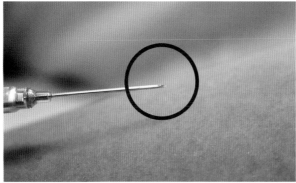

図8　刃先面が上向きになっているか確認

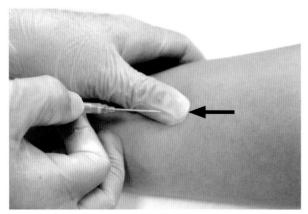

図9　刺入部の皮膚を伸展させ血管を固定する

・留置針を取り出し、刃先面を確認する。
・消毒薬が完全に乾燥したことを確認する。

> 【根拠】　乾燥したときに消毒効果を発揮するため。また、アルコールが乾燥しないうちに刺入するとアルコールが血管内に入り、血管痛が生じるおそれがあるため

・利き手で留置針を持ち、反対側の親指で刺入部の皮膚を伸展させ血管を固定する（**図9**）。

> 【注意】　穿刺の際、親指と針が接触しないよう注意する

・針の刃先面を上にして皮膚に対して30°の角度で刺入する（**図10**）。
・刺入部位および末梢に痛みやしびれがないことを確認する。

> 【根拠】　神経・血管損傷の有無を確認する必要がある

・神経損傷：手の指先に痛みやしびれ感が生じる。あるいは、我慢できないような痛みが生じる。
・血管損傷：内出血や血腫が生じる
・血液の逆流を確認したら角度を下げて3～5mm留置針を挿入する（**図11**）。

Point
刃先面が上向きになっているかを確認する（**図8**）。

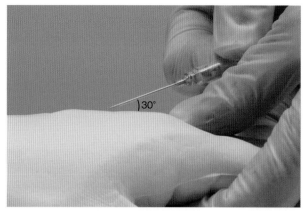

図10　皮膚に対して30°の角度で刺入する

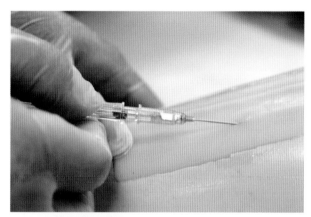

図11　血管の逆流を確認したら留置針を挿入する

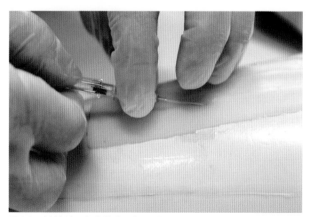

図12　外針だけを血管内に押し進める

【コツ】　留置針を軽く握ると、角度調整がしやすくなり、また血管に入る際の血管壁を突き破る感覚が手に伝わりやすくなる

・内針を固定し、外針だけを血管内に押し進める（**図12**）。

⑦留置針の後始末

・外針を刺入したら駆血帯を外す。

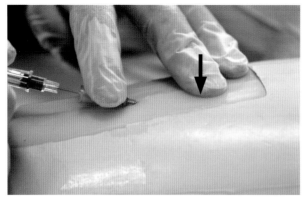

図13　穿刺部位より中枢を指で圧迫する

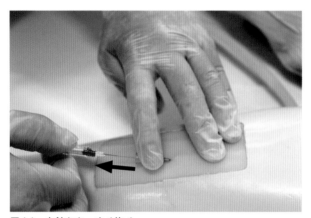

図14　内針をまっすぐ抜く

> 【根拠】　内針を抜く前に駆血帯を外しておかないと勢いよく血液が逆流してきて周囲が血液で汚染する

・内針を抜く前に、穿刺部位より中枢を指で圧迫する（**図13**）。

> 【注意】　留置針に弁がないタイプの場合、穿刺部位より中枢を圧迫せずに内針を引き抜くと血液が逆流してくる。また、血管損傷の危険や感染リスクを考慮し、刺入部位を押さえないようにする

・カテーテルハブ（針基）を固定し内針をまっすぐ抜く（**図14**）。

> 【注意】　外針を押さえないと内針を引き抜く際に一緒に抜けてしまうことがある

・針の安全装置を作動させ、すみやかに廃棄容器に捨てる（**図15**）。

> 【根拠】　針刺し事故を防止する。留置針の安全装置は、自動的に作動するタイプと手動で作動させるタイプがある。穿刺の際に腫脹や疼痛が見られて抜去する場合は、すみやかに安全装置を作動させて抜針する

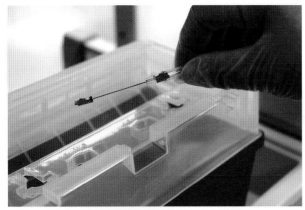

図15　すみやかに廃棄容器に捨てる

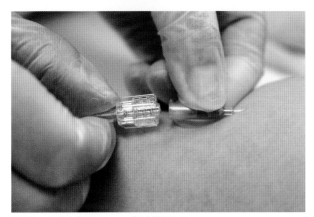

図16　外針と延長チューブを接続する

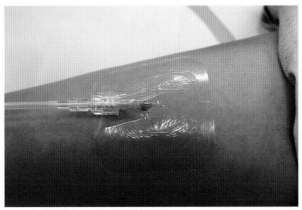

図17　介助者に刺入部の固定を依頼

⑧血管内への点滴注入
・外針と延長チューブを接続する〔介助者は、延長チューブの先のキ
　ャップを外し穿刺者に手渡す（**図16**）〕。
・介助者に点滴ルートのクレンメを緩め、自然滴下の確認を依頼する。
・刺入部の腫脹や疼痛の有無を確認する。
⑨点滴ラインの固定
・介助者に刺入部の固定（ドレッシング材の貼付）を依頼する（**図17**）。

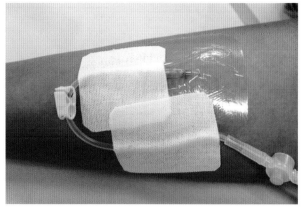

図18　輸液ラインはループを作って固定

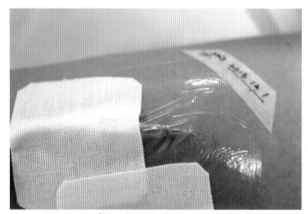

図19　ドレッシング材の残りの部分に日付と針サイズを記入する

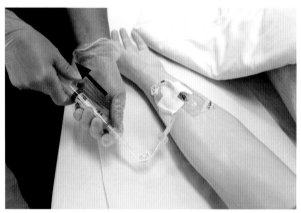

図20　ワンタッチクレンメを外し、少しシリンジを引いて血管の逆流を確認する

・輸液ラインはループを作って固定する（**図18**）。

【コツ】　まず刺入部に近い部分から固定し次にループを作り固定する。皮膚との隙間が極力少なくなるように固定する

・ドレッシング材の残りの部分に、日付、針サイズを記入し、ドレッシング材の角の部分に貼付する（**図19**）。

> 【根拠】　ドレッシング剤の角に貼付するとドレッシング剤を剥が
> す際に剥がしやすい。また、日付や針サイズを明記してお
> くと、交換時期の確認や検査時などに迅速に対応しやすく
> するためである

⑩輸液の開始
・輸液を開始し、点滴流量を調節する。

⑪異常時の対処方法を説明
・輸液中の異常について患者に説明し、ナースコールを手元において
　患者のそばを離れる。

ライン交換の方法・頻度・ラインロックの方法

１ライン交換の方法

　最も患者に近いラインの接続部分からラインを外して交換します。
交換の際は、ラインの接続部分をアルコール綿で十分消毒し乾燥して
から接続します。

２ライン交換の頻度

　各施設の基準に従って交換しますが、当院では現在、５日ごとに末
梢留置針を交換するため、持続投与ライン（点滴ライン）もその際に
すべて交換しています。

３ラインロックの方法

①留置ラインのラインの接続部分をアルコール綿で十分に消毒し、乾
　燥してから生理食塩液のシリンジを接続する。

②留置ラインのワンタッチクレンメを外し（開放し）、少しシリンジ
　を引いて血液の逆流があるか確認する（図20）。

③生理食塩液をゆっくり注入し、抵抗がないか、腫脹や疼痛がないか
　を確認する。

留置中の看護

　留置中の看護は以下の点に注意して行います。

１観察点

・刺入部の発赤や腫脹・疼痛の有無
・固定用テープでのかぶれの有無
・固定が緩んでいないか
・発熱の有無
・閉塞の有無（生理食塩液で注入できるか）
・留置期間が５日を超えていないか

❷実施

・留置期間が５日以上となった場合は入れ替える

・点滴開始および終了時は生理食塩液でロックする

・確実な固定とライン整理

❸患者指導

・点滴中に穿刺部位周囲の痛みや腫脹・熱感があれば報告してもらうよう説明する

・点滴中はラインが引っ張られたりしないように注意してもらう

（原田久子）

引用・参考文献

1）河任和子他編：根拠と事故防止からみた基礎・臨床看護技術．医学書院、p.502 − 507、2014.

2）京都大学医学部附属病院看護部編：静脈注射・輸液管理認定プログラム技能認定テキスト．第９版、2015.

中心静脈カテーテル
(central venous catheter)

中心静脈カテーテルとは

　中心静脈カテーテル（central venous catheter；CVC）とは、上大静脈、下大静脈などに流入する太い静脈に挿入するカテーテルです。中心静脈は血流が多く、投与された薬液がすぐに希釈されるため、高カロリー輸液やカリウム製剤など、刺激性が強い薬液の投与に用いられます。確実な静脈路となるため、末梢静脈の穿刺困難な場合に考慮されます。また、急速な大量輸液、中心静脈圧の経時的測定が可能となります。

中心静脈カテーテルの目的

　中心静脈カテーテルの目的は以下のとおりです。
・末梢静脈からの注入が難しい薬剤の投与
・持続的栄養補給（高カロリー輸液）
・中心静脈圧の経時的測定

中心静脈カテーテルの種類・基本構造

　カテーテルには内腔（ルーメン）の数により以下の種類があります（**図1**）。
・シングルルーメン　　：内腔が1つ
・ダブルルーメン　　　：内腔が2つ
・トリプルルーメン　　：内腔が3つ
・クワッドカテーテル：内腔が4つ
　投与される薬剤の数によって、カテーテルの内腔数を選択する

　内腔数が増えると感染の発生率は高くなるため、最小限の内腔数を選択します。
　薬剤には配合禁忌があるため、投与経路の選択が必要です（p.65か

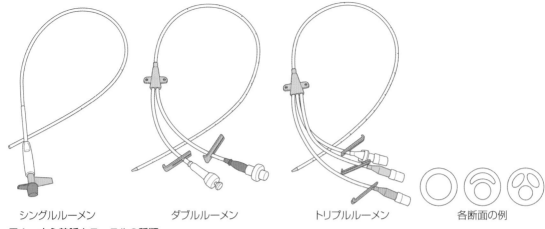

シングルルーメン ダブルルーメン トリプルルーメン 各断面の例

図1　中心静脈カテーテルの種類

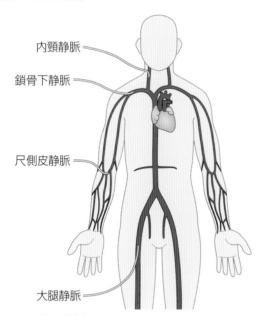

内頸静脈

鎖骨下静脈

尺側皮静脈

大腿静脈

図2　中心静脈カテーテル

らの項参照）。

　また、内腔は同じ径でないため、内径が太いルートをメインルートにすることが多いです。

　カテーテル留置の長さは留置部位によって選択します（**図2**）。主な挿入経路は、①内頸静脈、②鎖骨下静脈、③尺側皮静脈、④大腿静脈、です。

中心静脈カテーテルのメリット・デメリット

　留置と管理、それぞれの観点からメリットとデメリットがあります。

①内頸静脈

　メリット：鎖骨下静脈に比べカテーテル挿入時の気胸を起こしにく

い。

デメリット：総頸動脈誤穿刺の可能性がある。気道分泌物や頭髪、髭などによる汚染の可能性があり、鎖骨下に比べ常在菌が多く、汚染のリスクが高い。胸鎖乳突筋が近くにあるためカテーテルの固定・管理がしにくい。

②鎖骨下静脈

メリット：体動の影響を受けにくいため、カテーテルの固定・管理はしやすい。

デメリット：挿入時、術後肺合併症（気胸・血胸）を起こしやすい。また、内頸静脈に誤って挿入し、カテーテル先端が頸部上方を向くことがある。

③尺側皮静脈（PICC）

メリット：挿入時の合併症は少ない

デメリット：挿入には血管エコーの技術も要すること。またカテーテルが長く、内腔が細いため、急速、大量輸液には不適（ただし、最近、造影剤の注入も可能な耐圧性の高いpower PICC®なども使用可能となっている）

④大腿静脈

メリット：カテーテル挿入中の合併症は少ない。

デメリット：下肢の動きが制限されるため、深部静脈血栓のリスクが高まる。活動が制限される。鼠径部であることから、排泄物によるカテーテルの汚染にも注意が必要である。

　成人患者の場合、大腿静脈への留置はコロニーの形成率が高く、また、中心ライン関連血流感染症（central line-associated bloodstream infection；CLABSI）や深部静脈血栓症のリスクも高いことから、選択部位としては避けるべきとされています。

　①②④の静脈のなかでは、感染管理上は②の鎖骨下静脈が推奨されていますが、血液透析患者および進行性腎疾患患者の場合、鎖骨下静脈狭窄症を避けるため選択しません。

　中心静脈カテーテル挿入時にはリスクが伴います。カテーテル挿入の施行回数と機械的合併症を減らすために、超音波ガイダンスを用いた方法が推奨されています。

中心静脈カテーテル留置中の看護

◢1 観察点（図3）

　中心静脈カテーテル留置中の看護では、以下の項目を観察します。

・点滴ラインが引っ張られていないか

・点滴ラインは適切な長さか

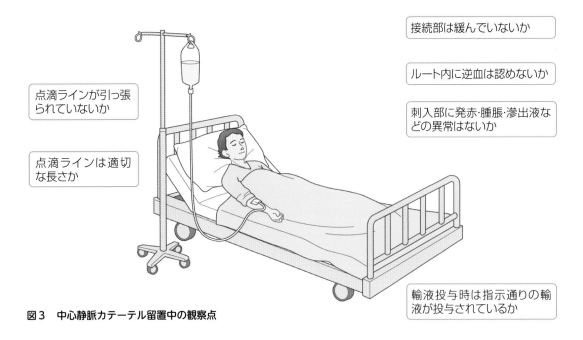

接続部は緩んでいないか

ルート内に逆血は認めないか

刺入部に発赤·腫脹·滲出液などの異常はないか

点滴ラインが引っ張られていないか

点滴ラインは適切な長さか

輸液投与時は指示通りの輸液が投与されているか

図3 中心静脈カテーテル留置中の観察点

・接続部は緩んでいないか
・輸液ラインの選択は適切か
・ルート内に逆血は認めないか
・刺入部に発赤・腫脹・滲出液などの異常はないか
・輸液投与時は指示通りの輸液が投与されているか
・投与経路は適切か
・配合禁忌薬などはないか
・輸液は適切な速度で滴下しているか

2 実施；ライン交換の方法、頻度、ラインロックの方法

①輸液ルートの選択

・必ずフィルター付きの閉鎖式輸液ラインを選択する
・国立大学附属病院感染対策ガイドラインで、中心静脈ラインには必ずフィルターを使用することが規定されている。
・輸液用フィルターには、輸液中の沈殿物や異物、細菌などをとらえ血液中に流さないようにするほか、誤って混入した空気も捉え空気塞栓を予防する役割がある。
・乳化剤や血液製剤などは輸液用フィルターの使用は禁忌であり、ボスミンなど輸液用フィルターに吸着される製剤もあるため注意が必要である（**表1**）。
・輸液セットには自然滴下用や輸液ポンプ用、小児用や輸血用などさまざまな種類があるため、投与する目的や輸液の種類に合わせた輸液ラインを選択する（**図4**）。

②点滴セットの交換時期

・血液、血液製剤、脂肪乳剤の投与を受けていない患者では、継続使用されている点滴セット（2次セット、追加器具を含む）は、96時

表1　輸液用フィルターを通さない方が望ましい薬剤の例

	製剤名、商品名	不適切理由
血液製剤、血漿分画製剤	赤血球製剤、血小板製剤、凍結血漿 アルブミン製剤、グロブリン製剤	粒子径が大きく、透過しないため(目詰まりを起こす可能性がある)
粘度の高い輸液	グリセレブ、グリセオール レオマクロデックス	
リポ化製剤、乳脂肪製剤	ロピオン、アルプロスタジル プロポフォール、ディプリバン イントラリピッド、イントラリポス アムビゾーム	
コロイドを形成している物	ファンキゾン、フェジン	
フィルターを変性させる恐れがあるもの	エトポシド(フィルターの種類によっては使用可能)、エポプロステノール	フィルターがひび割れする可能性がある
注入量5μg/mL以下の製剤(精密持続投与を行っているもの)	グラン、ノイトロジン プロスタンディン、タンデトロン、ジゴシン プログラフ、サンディミュン	微量投与のため、フィルターへの吸着により投与量が変化する恐れがある
	ボスミン、ドパミン、ノルアドレナリン(低用量時)、マスキュレート	フィルターへの吸着により流速が変化する恐れがある

(京都大学医学部附属病院輸液マニュアルより)

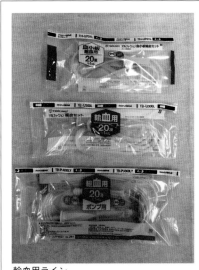
輸血用ライン

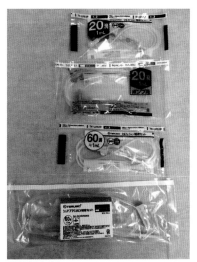
輸液用ライン

図4　交換セット

間を越えない頻度で交換する必要がある。

・血液、血液製剤、脂肪乳剤(アミノ酸やブドウ糖と組み合わせた三種混合注入、または単独注入するもの)を投与するのに用いられる点滴ラインは、点滴開始から24時間以内に交換する。

・バイアルを交換するとき、麻酔薬プロポフォール注入に使用する点滴ラインは、製造元の推奨通りに、6時間または12時間ごとに交換する。

③ドレッシング材(図5)の選択

・カテーテル部位を覆うために、滅菌ガーゼか滅菌透明ドレッシングのいずれかを使用する。

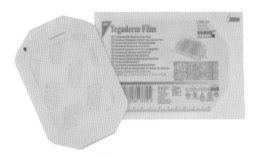

図5　ドレッシング材

・患者が発汗しやすい場合、または刺入部やその周囲から出血したり皮膚障害を認める場合は、ガーゼでのドレッシングを行うこともある。

④ドレッシング材の交換時期

・ガーゼドレッシングの場合：2日ごとに交換する。

・透明ドレッシングの場合：少なくとも7日ごとに交換する。

・カテーテル挿入部位のドレッシングが、湿ったり緩んだり明白に汚れたりした場合は交換する。

⑤その他注意事項

・抗菌薬配合の軟膏やクリームは、真菌症と抗菌薬耐性を助長する可能性があるため、透析カテーテルの場合を除いて挿入部位に局所使用しない。

・カテーテルやカテーテル挿入部位を水に浸さない。カテーテルの微生物進入の確率を減らす対策を講じることができる場合、シャワーを浴びることは差し支えない。

　例）カテーテルと接続器具をシャワーの間、不浸透性カバーで保護する

⑥輸液を接続する場合

・三方活栓（**図6**）がある場合は接続後、輸液開始側が開放になっているか確認する（国際的にはワンバーが標準だが、日本国内にはワ

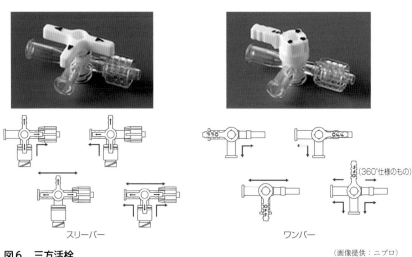

スリーバー　　　　　　　　　ワンバー

図6　三方活栓

（画像提供：ニプロ）

ンバーとスリーバーがある）。
・接続部が外れないよう、必ずロックを確認する
・患者のADLや体動、周囲の環境に合わせて、輸液ラインの長さを
　調節する。

中心静脈カテーテルの方法

1 準備物品と手順

■1 準備物品
　投与すべき輸液、点滴セット、アルコール綿、必要時　三方活栓、
延長チューブ

■2 手順
①クレンメをチャンバー付近に寄せる（**図7**）
②クレンメを止める
③必要時、点滴ラインを延長する

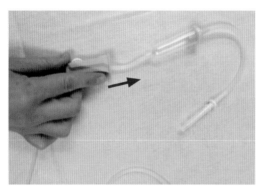

図7　クレンメをチャンバー付近に寄せる

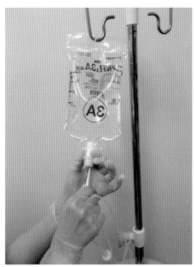

図8　輸液ボトルに点滴セットをつなぐ

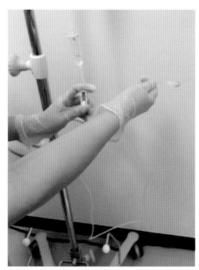

図9　エア抜きをする

④輸液ボトルに点滴セットをつなぐ（図8）
⑤エア抜きをする（図9）

② カテーテル刺入部の消毒方法

〈目的〉
　中心静脈カテーテル挿入部位からの感染とカテーテルの事故抜去を防ぐために十分な観察を行い、適切な消毒薬とドレッシング材を用いて消毒・固定を行う。

〈必要物品〉
　手袋、消毒薬、ドレッシング材、固定用絆創膏、ゴミ袋（図10）、刺入部からの滲出液や出血がみられる場合にはガーゼや、ガーゼ付きドレッシング材を使用することもある。

1 患者の状態をアセスメントする
2 刺入部の状態を観察する
3 消毒を行う（手順は以下のとおり）
①手指消毒を行い、手袋を着用する
②貼付されているドレッシング材をカテーテルが抜けないよう、固定しながらゆっくりと剥がす（図11）
③カテーテル刺入部周囲を拭く
④カテーテル刺入部を観察する
⑤消毒薬を用いて、カテーテル刺入部、縫合部を刺入部を中心に外側に向かって円を描くように2〜3回消毒する（図12）
⑥消毒薬は、皮膚との接触時間を最低2分間確保し、消毒薬は十分に乾かす
4 固定を行う
　カテーテルの屈曲やねじれがないようループを作って余裕をもたせ、刺入部が中心となるようドレッシング材で覆い、固定用テープで補強します（図13、14）。その際、しわや隙間ができないように貼付します。

③ ライン交換の方法

　閉鎖式ラインの場合は、閉鎖式プラグの部分をアルコール綿で消毒します（図15）。

④ ラインロック

〈目的〉
　静脈留置針内部をヘパリン加生理食塩液、あるいは生理食塩液で満たし、カテーテル閉塞を防止する。点滴静脈注射あるいは静脈注射終了時に針を留置する場合に行う。

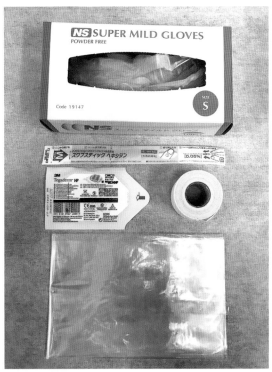

図10　必要物品

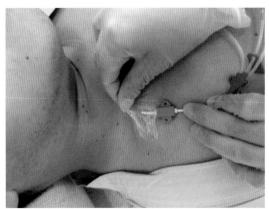

図11　ドレッシング材の剥離

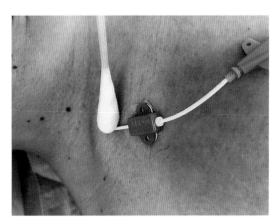

図12　円を描くように消毒

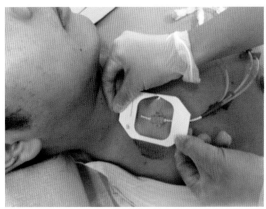

図13　カテーテルの固定①

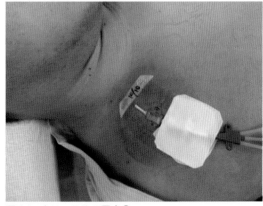

図14　カテーテルの固定②

シリコーンゴムのスリットに押し込むと開き，抜くと閉じるシュアプラグのしくみ

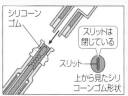
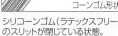
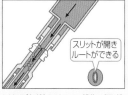
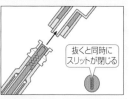

シリコーンゴム（ラテックスフリー）のスリットが閉じている状態。

シリンジなどをシリコーン部分へ押し込むと，スリットが開きルートができます。

シリンジなどを抜くと同時にスリットが閉じます。

図15　シュアプラグ

（テルモより）

【ヘパリンロックと生食ロックの比較】

・ヘパリンロック

　　メリット：血栓形成防止効果がある

　　デメリット：血小板減少症、HIT（ヘパリン誘発性血小板減少症）、出血のリスクがある。ヘパリンと配合禁忌の薬剤があるため、事前に生理食塩液でルート内の薬剤を流す必要がある

・生食ロック

　　メリット：溶液に伴う合併症がない

　　デメリット：ヘパリンに比べ、カテーテル内の血栓形成がみられる

※血管内留置カテーテル関連感染予防のための勧告では、末梢静脈のヘパリンロックは、生理食塩液でルーチンにフラッシュすること。血液サンプリングの採取目的で使用されている場合のみ、希釈ヘパリン（10単位／mLなど）を用いるべきであるとされている。
　　フラッシュの頻度については明記された間隔はとくになく、各施設の取り決めに従うとされている。

※プレフィルドシリンジ：ヘパリン加生理食塩液あるいは生理食塩液は、あらかじめ使用濃度に調整されたプレフィルドシリンジ製剤を使用する。プレフィルド製剤はあらかじめ充填されているため、調整時の効率や感染防止、投薬過誤防止の点から優れている（図16）

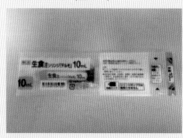
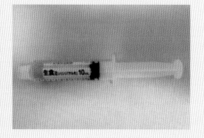

図16　プレフィルドシリンジ

※「プレフィルド」とは、「あらかじめ充填された」という意味です。

5 陽圧ロックとは

　シリンジを取り外す際、先端部分の容量分の血液逆流が生じ、血栓を形成します。陽圧ロックはこの血液逆流を防ぐために行います。

1 必要物品

　手袋、生理食塩液、アルコール綿

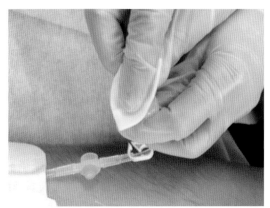

図17　アルコール綿で消毒

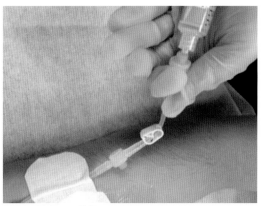

図18　注入口に接続

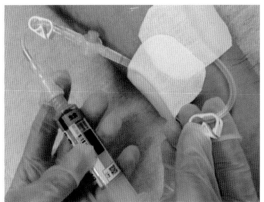

図19　ワンタッチクレンメを閉じる

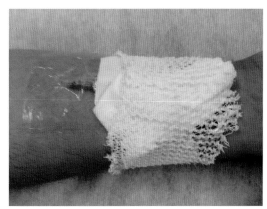

図20　ネット包帯で固定

2 方法

①静脈注射終了後、患者にヘパリンロック／生食ロックの説明を行う

②アルコール綿で注入口を消毒する（図17）

③生理食塩液のシリンジを注入口に接続する（図18）

④生理食塩液を注入し、ルート内の薬液を流す。空気が入らないよう注意する

⑤シリンジ内の生理食塩液が0.5～1 mLになったら、注入しながらワンタッチクレンメを閉じる（陽圧ロック）。その後、シリンジを外す（図19）

⑥ルートをガーゼで包み、ネット包帯などで固定する（**図20**）

※ロック溶液量は、カテーテルとそれに接続した器具の用量の2倍が目安となる。
ロック溶液量＝（カテーテルの容量＋付属器具の容量）×2

　注入に抵抗を感じたら、カテーテル内の血液凝固が進み、血栓が形成されている可能性があります。無理にシリンジを押すと血栓が血管内に押し込まれてしまうので、まず、ワンタッチクレンメの開閉、三方活栓の向き、ルートや留置針に屈曲がないことを確認します。その後、シリンジを引いて脱血できるかどうかを確認します。シリンジを押すことも引くこともできなければ、ルート閉塞の可能性があるため、抜去も検討します。

患者指導

　体動時はラインが引っ張られないよう注意し、刺入部に異常を感じた場合は報告するよう説明します。

（平松八重子）

引用・参考文献
1）任和子他編：根拠と事故防止からみた基礎・臨床看護技術．医学書院、2014.
2）京都大学医学部附属病院看護部：静脈注射・輸液管理認定プログラム：技能認定テキスト、第9版、2015.
3）本庄恵子他監：写真でわかる臨床看護技術①．インターメディカ、2012.
4）血管内留置カテーテル関連感染予防のためのCDCガイドライン．

中心静脈ポート
（central venous port；CVポート）

中心静脈ポートとは

　中心静脈ポート（central venous port；CVポート）とは、中心静脈から点滴を行うために用いる機器の一種です。薬の注入口である「本体〔接続部、チャンバー（内室）、セプタム（天井隔壁）〕」と、薬の通り道である「カテーテル」とで構成されており、カテーテルは血管内に挿入され、本体は皮膚の下に埋め込まれます。

1　看護師が正しく管理することの目的

　近年、看護師がCVポートの管理をする場面が増えてきました。その理由には、在院日数の短縮化により、治療場面が外来へ移行してきていることがあげられます。抗がん薬を投与する化学療法もそのひとつです。CVポートなどを用いないと投与できないレジメンもあり、また長期的に抗がん薬投与をしていくなかで末梢血管確保が難しくなる場合も多く、そのときにはCVポート留置が選択されます。
　CVポートは末梢血管確保に比べて、血管よりも面積の広い部分に針を刺すので穿刺の手技が容易です。また、カテーテルの先端は中心静脈に位置することから、血管外漏出のリスクも少ないなど、さまざまなメリットがあります。しかし、CVポートに関する正しい知識をもったうえで管理を行わないと、体内にあるCVポートが破損してしまうといった大変危険なデメリットもあります。
　患者さんはCVポート留置について「異物を体内に埋め込む」という恐怖心をもっている場合が多いです。大変な思いをしてCVポート留置をした患者さんに対して、その思いをくみ取り、CVポートのメリットを最大限に生かして安全で安楽な治療ができるよう、正しい管理を行うことが、看護師にとって重要な役割となります。

2　CVポート設置の目的

　CVポートを設置する目的には、以下のようなものがあります。
・在宅栄養療法

・がん化学療法治療
・その他の点滴治療

CVポートの基本的構造

1 CVポートの構造

CVポートの構造を、上から見たものを**図1**、横から見たものを**図2**に示します。

2 カテーテルの構造

カテーテルの材質は、シリコーンやポリウレタンとなっています。カテーテルの先端はオープンエンドタイプ（**図3**）と弁付きのグローションタイプがあります（グローションタイプは、PICCの項を参照してください）。

3 ヒューバー針について

CVポートの穿刺には、必ずヒューバー針を使用します（**図4**）。ヒューバー針はセプタムのシリコーンを削り取らないノンコアリングタ

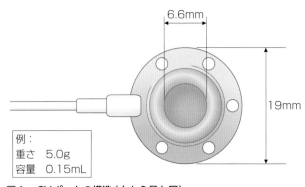

例：
重さ 5.0g
容量 0.15mL

6.6mm
19mm

図1 CVポートの構造（上から見た図）

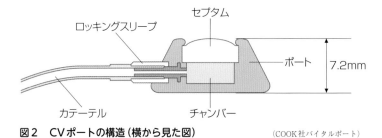

ロッキングスリーブ
セプタム
ポート
7.2mm
カテーテル
チャンバー

図2 CVポートの構造（横から見た図） （COOK社バイタルポート）

108

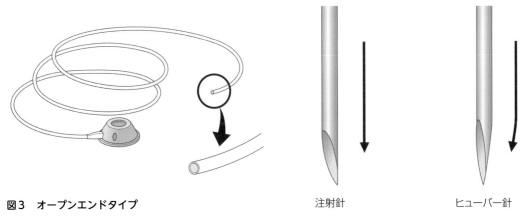

図3　オープンエンドタイプ

注射針　　　　ヒューバー針

図4　通常の注射針とヒューバー針

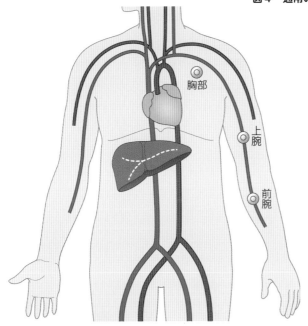

胸部

上腕

前腕

図5　CVポートが留置される位置

Point
通常の針と異なり、針先の断面が刺入面と垂直になるようにデザインされており、穿刺時に素材の切りくずが発生しにくい構造になっています。これをノンコアリング（non-coring）といいます。

イプとなっています。通常の針はセプタムを破損したり、断裂した一部が体内に入る危険性もあり禁忌となっています。

4　CVポートが留置される位置

CVポートが留置される位置は、胸部、上肢（上腕、前腕）です（**図5**）。

5　CVポートのメリットとデメリット

■1 メリット

・中心静脈カテーテル留置によるQOLの低下がほとんどない。

・体内に留置されているので、他の中心静脈カテーテルに比べて感染のリスクが少ない。

・末梢血管の確保に比べて、アクセスが簡便で漏出も少なく安全に点滴できる。
・在宅化学療法が可能である（CVポートに針を刺して薬剤を流した状態で自宅にて生活できる）。

❷デメリット

・システム内の開存維持に要する定期的な薬液注入の必要性がある（4週間に1回ヘパリン加生理食塩液などの注入が必要となる）。
・さまざまな合併症が起こる場合がある（**表1**）。

表1　CVポートによる合併症と対応すべきこと

合併症	注意する症状	注意する症状が出現したら
〈カテーテル機能不全〉 ①ピンチオフ（上腕CVポートでは起こらない） 留置カテーテルが鎖骨と第一肋骨の間に挟み込まれるために生じるカテーテルの閉塞および損傷のこと。カテーテルの断裂、断片が右心室に脱落し肺動脈塞栓を合併する危険あり	・逆血がない ・注入に抵抗がある ・患者の体位を変えると逆血確認や輸液滴下が確認できる	・胸部単純X線撮影によりピンチオフエリアでカテーテルの変形がないか確認 ・カテーテルの変形が認められた場合は慎重に経過観察
②フィブリンシース カテーテルの表面をフィブリンという蛋白質の膜様物質が付着すること。カテーテルの狭窄や閉塞の原因、またカテーテル全体がシース（鞘）に包まれると、カテーテルの先端から出た薬剤がシースを伝って皮下CVポート部に漏出する危険がある	・逆血はできないが注入のみできる ・注入できず皮下に逆流してくる	・CVポート造影を行う
③カテーテルの閉塞 フィブリンシース、血栓、カテーテルのねじれ、位置異常などによりカテーテルが閉塞してしまうこと	・全く注入できないときは、カテーテルの閉塞を疑う	・X線画像や造影などで閉塞の原因を調べる
薬剤の皮下漏出 〈皮下漏出の起こる原因〉 ①ヒューバー針の自然抜針 ②カテーテル閉塞による注入不良 ③CVポートとカテーテルの接続不良 ④誤穿刺によるCVポートやカテーテルの損傷	・薬液注入中のCVポート周囲の違和感、発赤、腫脹、疼痛など ・ヒューバー針が抜けかけている（固定方法、針の長さが不適切など）	・穿刺をやり直す ・抗がん薬の皮下漏出の場合には、薬剤によって適切な処置が必要
・血栓性静脈炎・静脈血栓症 静脈に起こる炎症。静脈炎には血栓を伴うことが多く、また逆に静脈血栓が静脈炎の原因になることも多い。CVポート留置側の上腕全体の腫脹・痺れ・違和感・疼痛など	・検査値の異常　D-ダイマー、CRPの上昇など	・血管造影などで確認 ・場合によっては、CVポートの抜去＋抗血栓療法の検討
・皮膚障害 CVポートを覆う皮膚が薄すぎることでCVポートが露出（皮下ポケットが浅すぎる場合に多い）。皮下ポケット内や周辺皮膚の感染がきっかけとなることもある	・CVポート（セプタム）部の露出 ・CVポート部や周辺皮膚の感染徴候	・場合によってはCVポートの入れ替え
・CVポート周辺の感染 穿刺時・抜針後の消毒不十分による穿刺部からの感染好中球減少時の二次的感染	・CVポート部およびその周辺の発赤・腫れ・熱感・痛みなど ・発熱・炎症反応の有無	・抗生物質の投与 ・必要に応じてCVポートの入れ替え 【注意】感染を放置すると、全身状態によっては敗血症へ移行することがあるため、早めに対応することが重要
・CVポート部周辺のテープかぶれ 固定のために使用していたテープやドレッシング材による皮膚損傷、またCVポート抜針後に使用していた絆創膏の剥がし忘れやテープの残りかすによっても起こる	・皮膚の発赤、掻痒感などの異常	・患者の皮膚にあったテープやドレッシング材の使用 ・抜針後の皮膚周囲の清潔保持
・CVポートシステムの損傷 誤穿刺によるカテーテルの損傷 強引なフラッシュ（加圧）によるセプタム部の損傷（10mL以下のシリンジを使用したフラッシュ）	・薬液注入時のCVポート周囲の腫脹、疼痛など	〈CVポートシステムが損傷した場合は〉 ・CVポートの抜去、入れ替え

合併症	注意する症状	注意する症状が出現したら
・カテーテル先端の位置異常（ディスロケーション） カテーテル先端が、上大静脈以外の静脈に迷入すること（CVポートが皮下で動いてしまい、カテーテル先端位置が移動してしまう）	・フラッシュ時の頸部や胸部不快などの症状 ・逆血不良・注入不良 ・無症状の場合も多い	・X線撮影によるカテーテル先端位置の評価 ・必要時、CVポートの抜去・再挿入
・CVポートの反転 埋め込むCVポートのサイズに対して、皮下ポケットが大きすぎる、さらに埋め込んだCVポートを皮下に固定しなかった場合に起こりやすい	・皮膚の上から触ったときにセプタム部分が確認できない ・確実にCVポートの中心に穿刺したのに、針が進まない	・穿刺時に抵抗があれば、針先が曲がってしまうため無理に押し込まない ・必要時、CVポートの抜去・再挿入

穿刺の手順・固定

穿刺は以下の手順で行います（**表2**）。

表2　穿刺の手順と固定

段階	項目と内容	手順行動項目	留意点など
準備段階	情報収取とアセスメント	□ カルテなどよりCVポートの種類と埋め込まれている場所を確認する	
		カルテより穿刺部位、ならびに周辺に感染創や皮膚トラブルが起きていないか情報を得る	・トラブルがある場合は穿刺せず、新たに末梢経路を確保する必要がある
		アルコールに禁忌がないか確認する	・アルコール禁忌がある場合には10%ポビドンヨード綿棒などを準備する
	マスクの着用衛生的手洗いの実施	□	
	必要物品の準備	・注射指示書 ・手指消毒用ジェル製剤　・未滅菌手袋 ・針廃棄箱　・輸液ポンプ　・点滴台 〈清潔トレイ①　・薬剤〉 〈清潔トレイ②　・0.5％を超える濃度のクロルヘキシジンアルコール綿棒　・ヒューバー針セット ・生食シリンジ（10mL）　・アルコール綿 ・滅菌フィルムドレッシング剤 ・固定用テープ　・防水シーツ ・フィルター付きポンプ用輸液ライン〉	・針廃棄箱は穿刺を失敗した場合に備えて持参する ・感染予防に関する各種ガイドラインで、0.5％を超える濃度のクロルヘキシジンアルコールが推奨されている
	薬液の準備	□ 手指消毒用ジェル製剤で手指消毒後、未滅菌手袋を装着する	
		□ 輸液は、フィルター付きポンプ用ラインを接続しプライミングする	・フィルターは微小異物や薬剤の配合変化に伴うカテーテルの閉塞を予防する ・輸液ポンプは、逆血による閉塞予防のために必要である
		□ 生食注シリンジでヒューバー針内に生理食塩液をプライミングする	・CVポート破損リスク回避のため10mL以上のサイズの注射器を使用する
		□ 未滅菌手袋を外す	

段階	項目と内容		手順行動項目	留意点など
実施段階	患者・薬剤の確認 患者への説明	☐	患者と対面し、フルネームと注射指示書と薬剤を確認する	
		☐	輸液開始・CVポート穿刺の目的を患者に説明し同意を得る	
		☐	排尿を促す	
	穿刺部位の確認	☐	穿刺部位を十分に露出させて安楽な体位をとらせ、穿刺部位の下に防水シーツを敷く	
		☐	穿刺部位ならびに周辺に局所感染や皮膚障害がないか確認する	
		☐	CVポートセプタムの位置を確認し、穿刺部位を確認する	
	CVポートの穿刺	☐	ヨード禁の有無を確認する	
			穿刺物品を防水シーツの上に置く	
			手指消毒用ジェル製剤で手指消毒後、未滅菌手袋を着用する	
			クロルヘキシジンアルコール綿棒で穿刺部位を消毒する	
			消毒が完全に乾燥したことを確認する	・10%ポビドンヨード綿棒使用時には2分間乾燥させる
			ヒューバー針セットに生理食塩液がプライミングされていることを確認する	
			消毒が完全に乾燥したことを確認する	
			利き手でヒューバー針を把持し、もう一方の手でCVポート本体を固定し、穿刺位置を再度確認する	・穿刺部の皮膚を少し張り気味にして皮下でCVポートが動かないように固定する

段階	項目と内容		手順行動項目	留意点など
実施段階			ヒューバー針でCVポートセプタムの中心部を垂直に穿刺し、先端がCVポート底部にコツッと軽く当たるまで針を進める	・穿刺は清潔操作によって行う
			ヒューバー針のワンタッチクレンメを外し、逆血を確認する	・逆血を確認することは、カテーテルが確実に血管内に存在することを確認する意味がある ・逆血が確認できないCVポートの種類もある
			生食シリンジでパルシングフラッシュ法を用いて、CVポート内の通過性ならびに異常の有無を確認する	・パルシングフラッシュ法によりチャンバー内の血液がよりきれいになる ・注入抵抗があるときは、CVポートの閉塞やピンチオフの可能性がある ・胸部や頸部に不快感がある場合は、ディスロケーションや血栓性静脈炎などの可能性がある
	固定	□	輸液ラインとヒューバー針を接続する	
			輸液ラインのクレンメを緩めて自然滴下を確認する	
			穿刺部、翼部を覆うように滅菌フィルムドレッシング剤を貼付する。ラインはループを作成してテープで固定する	
	輸液の開始	□	輸液ポンプに輸液ラインをセットし、指示された速度で開始する	・流速は最大輸液速度500mL/hまでとする。急速な注入は圧によりCVポートセプタムやカテーテルの破損をきたす可能性がある（各メーカーのCVポートで耐圧性は異なる。造影剤などの高圧注入が可能なパワーCVポート®もある）
	異常時の対処方法を説明	□	患者に異常がないことを確認し、輸液中の異常について患者に説明しナースコールを手元に置いて患者から離れる	

表3　ヘパリンロックの手順

段階	項目と内容		手順行動項目	留意点
準備段階	情報収集	☐	電子カルテよりヘパリンが禁忌薬ではないかを確認する	
	マスクの着用 衛生的手洗い	☐		
	必要物品の準備	☐	・手指消毒用ジェル製剤　・未滅菌手袋 ・針廃棄箱　・注射指示書 〈清潔トレイ　・アルコール綿〉 ・ヘパリン加生理食塩液（100単位） ・クロルヘキシジンアルコール綿棒 ・創傷用絆創膏　・防水シーツ	
実施段階	患者確認 患者への説明	☐	患者と対面し、注射指示書に記載された氏名を確認する	
		☐	輸液終了とヒューバー針の抜針を説明し同意を得る	
	ヒューバー針の抜針	☐	安楽な体位とし、抜針部位下に防水シーツを敷く	抜針は清潔操作で行う
		☐	手指消毒用ジェル製剤で手指消毒後、未滅菌手袋を装着する	
		☐	輸液終了を確認し、輸液ラインのクレンメを締める	
		☐	ヒューバー針セットのワンタッチクリップをとめる	
		☐	輸液ラインとヒューバー針セットを外す	
		☐	固定しているテープを外す	CVポート穿刺部に異常はないか（発赤、液漏れ、出血）
		☐	ヒューバー針接続部をアルコール綿で清拭後、ヘパリン加生理食塩液を接続する	
		☐	ワンタッチクレンメを開放し、ヘパリン加生理食塩液を注入し陽圧ロックする	注入時異常はないか（抵抗性、違和感、疼痛）
		☐	シリンジを外す	
		☐	利き手でヒューバー針を把持し、もう一方の手でCVポート本体を固定する	CVポートが浮かばないように、皮膚を下へ押さえぎみにする
		☐	CVポートのセプタム面に対し垂直に抜針する	
	抜針部の消毒と保護	☐	クロルヘキシジンアルコール綿棒で、抜針部の中心から円を描くように消毒する	出血がみられたときは圧迫止血を行う（微小血管損傷による出血であり1分程度の圧迫でとまる場合が多い）
			創傷用絆創膏で抜針部を保護する	創傷用絆創膏は皮膚かぶれ防止のため当日中に取り除く

ヒューバー針の抜針（ヘパリンロック）について

　カテーテルの先端がオープンエンドタイプの場合は、ヘパリン加生理食塩液（100単位/mL）などでヘパリンロックを行います。グローションタイプの場合は、生食ロックを行います。そのため、カテーテルの先端がどちらのタイプかを把握しておく必要があります（不明な場合はヘパリンロックを行います）。

CVポート留置中の看護

　CVポート留置中の看護のポイントを以下に示します。

①CVポート留置中の合併症症状の早期発見、早期対処を行う

②患者、家族への教育指導を行う

・患者・家族がCVポートの構造を理解できるよう説明する

〈注意事項〉

・CVポート留置部は、強い外的衝撃からは避け、スキントラブルを起こさないこと

・血圧測定はCVポート留置の逆の腕で行うこと（上腕留置の場合）

・採血はCVポート留置の逆の腕、あるいはCVポート留置部より末梢を駆血して行うこと（上腕留置の場合）

　以下の場合には、すぐに医療者に伝えるよう説明する、また自宅で出現した場合はすぐに病院へ連絡および受診するよう説明する

・点滴注入時に、CVポート部あるいはそれ以外でも胸部など何か異常を感じたとき

・CVポート刺入部に発赤、疼痛、腫脹などの異常が出現したとき

（小寺陽子）

参考文献

1）新井保明他編著：中心静脈ポートの使い方―安全挿入・留置・管理のために. 第2版、p.4～5、南江堂、2014.

2）松本繁巳：上腕留置の中心静脈ポート管理マニュアル―医療従事者向け　Vital-Port. p.2～13、メディコスヒラタ、2007.

3）石岡千加史他編著：徹底ガイド　がん化学療法とケアQ&A. 第2版、p.160～167、総合医学社、2012.

4）京都大学医学部附属病院看護部：静脈注射・輸液管理認定プログラム―技能認定テキスト. 第6版、p.72～85、175～212、2015.

PICC (peripherally inserted central venous catheter；末梢挿入型中心静脈カテーテル) の固定と管理のポイント

グローション®カテーテルNXTについて

　ここでは、当院で使用頻度が高い、グローション®カテーテルNXT（以下、グローションカテーテル）について解説します。

　グローションカテーテルは、シリコーン製の柔軟なカテーテルでシングルとデュアル（ダブル）ルーメンの2種類があり、シングルが4F、デュアルが5Fです。シングルは長さの調整のため、挿入後に余った断端を処理してコネクターを装着する必要があります。デュアル（ダブル）ルーメンはシングルに比べると内腔が小さいため流量はやや得にくいですが、通常の用途での使用にはほぼ支障はありません。

　グローションカテーテルの内腔は、シングルが18G、デュアル（ダブル）ルーメンは両腔とも同一の形状で19Gです。流量は、グローションのシングルは1mからの自然滴下で、生理食塩液であれば時間500mL、ダブルは時間190mLがおよその目安になります。したがって、急速輸液や粘調度の高い薬剤には自然滴下では不適であり、輸液ポンプを使用して流量を確保することが望ましいです。グローションカテーテルの耐圧性能は25psi（ピーエスアイ）≒173kPa（キロパスカル）とされています。

　通常の使用ではこの耐圧を超えることはありませんが、5mL以下の小さいシリンジで、生理食塩液などを手押しで急速注入すると、この限界圧を超えてしまいます。シリンジが小さいと押し子の直径も小さくなり、単位面積あたりにかかる圧が大きくなるためです。

　したがって、グローションカテーテルをフラッシュするときは、5mL以下のシリンジは用いてはいけません。必ず10mL以上のシリンジを用いてください。グローションカテーテルはもともと注入に際して、かなりの抵抗があるので、つい抵抗に勝るような強い力をかけてフラッシュしてしまいがちですが、カテーテルの耐圧を超えてしまうと、カテーテルの破断、破損の危険があり、血管損傷につながることを十分認識する必要があります。

Point
Fはフレンチサイズで、カテーテル類の外径を表す。3で割るとmmに換算できる。5Fは1.67mm）

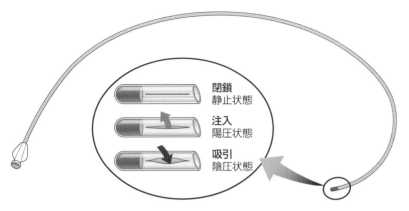

図1　グローション®カテーテルNXTの先端構造

閉鎖
静止状態

注入
陽圧状態

吸引
陰圧状態

グローションカテーテルの先端構造

　3wayバルブともいわれますが、バルブというより先端にスリットが入っており、カテーテルの厚みとあいまってバルブ様の機能を発揮しています。デュアル（ダブル）ルーメンでは、同様のスリットがもう一箇所手前にあります。静止状態ではほぼ密着された状態で、理論的には逆血が起こりにくく、カテーテル内で凝固が生じにくいためヘパリンでのフラッシュが不要で、生理食塩液でのフラッシュで十分です（**図1**）。

　輸液のときは、スリットは容易に開くため自然滴下で滴下が可能です。しかし、カテーテルが長く細いため一定の抵抗はあるので、持続の場合は輸液ポンプを用いることが望ましいです。

スタットロック®（Statlock®）での固定

　BARD社から販売されているPICC専用の固定用デバイスでカテーテル刺入部の縫合を行わないときに、カテーテルの固定用に使用されます。

　スタットロックには、スタットロック本体、Aplicare®（アプリケア、前処置剤）、仮固定用のテープが入っています（**図2、3**）。スタットロックは、プラスチック部分のリテイナー（保持という意味）という部分にカテーテルのウィング（末端の固定部分）をはめて、両脇のカバーで固定するしくみとなっています。

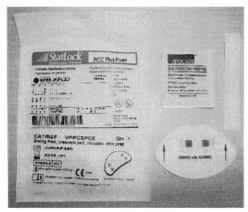

図2　スタットロックのセット

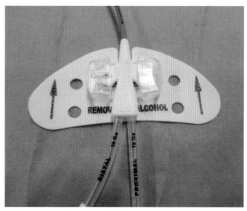

図3　スタットロック本体

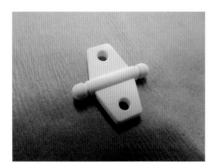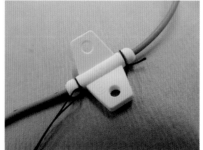

図4　スーチャーウイング

縫合して固定する場合；
スーチャウィングを用いた固定について

　グローションカテーテル内にセットされている物品で、カテーテルの刺入部付近に取り付け皮膚と縫合する際の固定器具をさします（**図4**）。カテーテル刺入部の縫合を行えば、スタットロックによる固定は不要ですが、縫合したままでの長期間の維持は感染予防の観点から推奨されず、スタットロックの使用が望ましいです。

　カテーテルにかぶせた時点である程度の摩擦で固定されますが、水分などで滑るため、前後の溝の部分に糸をかけて締めておかないと固定にはなりません。また、締めすぎるとカテーテルを閉塞してしまうので、グローションカテーテルのような細くやわらかいものの固定には必ずしも適しません。

スタットロックでの固定と装着

　まず、カテーテルのウイングをスタットロックのリテイナーにはめ込んで固定します。この際、カテーテルのウイングの平面が下、凸部が上になるようにしてください（**図5**）。

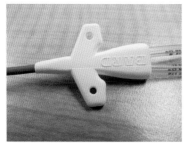
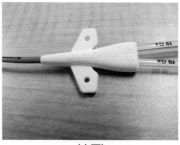
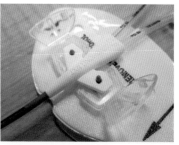

図5　カテーテルウイング（下面）平面　　　　　　　　（上面）　　　　図6　スタットロックのリテイナーに
グローションカテーテルのウイ
ングをはめる

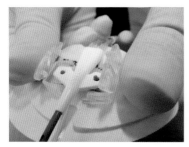
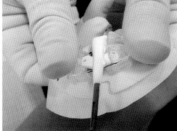
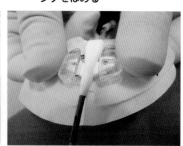

図7　固定の流れ

　図6はリテイナー（保持するという意味です）にカテーテルとウイング（白い翼のような部分）を置いたものです。スタットロックの台紙部分（パッド）には矢印が書いてあるので、この矢印がカテーテル方向に向くようにします。

　カテーテルのウイングをスタットロックのリテイナーに置いたら、上下から指で押さえるようにして両方のカバーを止めます（やや力が必要です）。スタットロックを皮膚に貼付してから、カテーテルのウイングを入れて固定しようとすると、リテイナーのカバーをはめる際にかなりの力が皮膚にかかるので、まず、カテーテルをスタットロックにはめてから皮膚に貼付するようにします（**図7**）。

　次に、どこにスタットロックを置くとよいか、次に述べる肘での屈曲を回避できるように上肢でのカテーテルの取り回しを想定して適切な位置を決めます（このときに、カテーテルが抜けてこないように注意します）。

　およその貼付位置が決まれば皮膚の前処置をします。固定する部分の皮膚をまずアルコール綿で消毒し、皮膚面が乾燥するのを待ちます（皮膚消毒の消毒剤については、各施設の基準に従ってください）。次に、付属の小さい前処置剤（製品名：アプリケア）を開封して塗布します（これは皮膚保護剤ですが、一拭きでよいです）。この前処置剤塗布後、さらに15秒程度乾燥するのを待ってください。湿ったままでは、スタットロックが皮膚に完全に粘着しないので、必ず乾燥を待って貼付、装着してください。

　前処置剤の中身のパッドは袋の上部に包含されています。上を開封すると中のパッドが取り出しにくいので、裏面下部の印の部分（赤マ

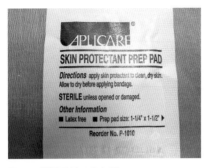
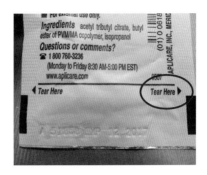

図8　前処置剤の表と裏

ークの部分）から開封するとよいでしょう。英語で「Tear Here（ここを破りなさい）」と記されています（**図8**）。

カテーテルの取り回しと ドレッシングテープでの固定

　グローションカテーテルは、多くの場合、上腕の尺側皮静脈などから挿入されます。肘にかからずに穏やかなループをつくって処理するのが適切です（**図9**）。グローションカテーテルは非常に柔らかいため、重なるようなループをつくってしまうと重なり部分で圧排され、滴下不良や閉塞の原因になります。

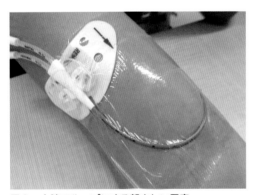

図9　上腕でループにする望ましい固定

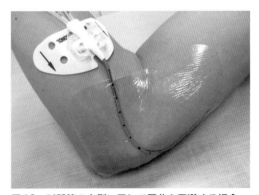

図10　肘関節の内側に回して屈曲を回避する場合

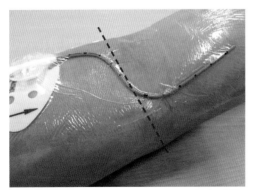

図11　肘関節を斜めに通過させることで屈曲を緩和する方法

肘関節を避けにくい場合（上腕から前腕にかけて伸ばす場合）は**図10**のように肘関節の内側に沿わせるなどして、できる限り屈曲を緩和します。どうしても肘にかかる場合は肘を斜めに通過するようにし、やはりできる限り屈曲による折れを緩和するように工夫します（**図11**）。

スタットロックおよびドレッシング材の交換

　貼付してから、皮膚面の皮脂、汗などでスタットロックの粘着性も徐々に低下し、またドレッシング材も剥がれていく傾向にありますから、およそ1週間程度が交換の目安になります。もちろん途中で汚染されたり、剥がれかけている場合は交換が必要です。

　ドレッシング材の交換の際は、一方の手で固定しておいて他方を引き伸ばしていくとドレッシング材の粘着力が低下し、剥がしやすくなります（ストレッチ法、**図12**）。

　ドレッシング材は、カテーテルやスタットロックの素材と固く絡んでいることが多いため、そのまま剥がしていくとスタットロックごと剥がれてしまうことがあります。このとき皮膚が脆弱な場合は表皮剥離を生じることがあるので、ここでもストレッチ法を用いて、左右に伸展させながら、まずはドレッシング材をスタットロックから剥がします（**図13**）。

　刺入部側からドレッシング材を剥がしていくと、カテーテルがくっついて抜けてくることがあるので、注意が必要です。

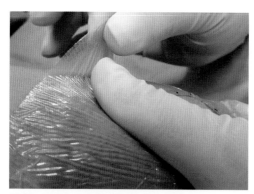

図12　ストレッチ法（stretch technique）

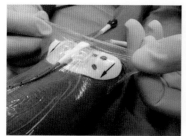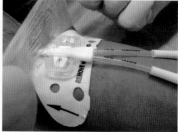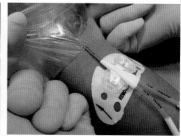

図13　ドレッシング材をスタットロックから剥がす

スタットロックの取り外し

リテイナーのカバーを開け、カテーテルをスタットロックから外します。この際にカテーテルが刺入部から引っ張られて抜けてきやすいので、新しいスタットロックに同封されている付属の仮固定用テープでカテーテルを固定しておくとよいでしょう（図14）。

台紙（パッド）は容易に剥がれることもありますが、粘着が強い場合は粘着面にアルコールを浸潤させながら持ち上げ、ゆっくりと剥がしていきます（図15）。アルコールで湿らすことで皮膚との粘着性が低下し、剥がしやすくなります。アルコール過敏の場合は生理食塩液でよいでしょう。

カテーテルをスタットロックに固定した状態で、スタットロックを皮膚から剥がしていくことも可能ですが、スタットロックがついているまま剥がすと、次の操作中に手などに引っ掛けてカテーテルごと抜けてくることがあります。ここに記載するように、まずカテーテルをスタットロックから外して、カテーテルをテープで仮固定し、スタットロックと分離しておくほうが安全です。

仮に抜けてきた場合は、押し込むと不潔になるので、そのままで固定し、医師らの指示に従います（仮に押し込んだ場合は、先端の位置を再度確認する必要がある。カテーテルは体温で柔らかくなっているため、手元で押し込んでも、先端が曲がったり、途中でたわみができるだけこともあるので、不用意に手元で位置を修正しようとしてはならない）。

新しいスタットロックを貼付する前に、必ずその部分の皮膚のアセスメントを行い、装着と同じ手順でアルコール綿で清拭して乾燥させ、その後、キットに付属の前処置剤を貼付部分に広く塗布し、15秒程度乾燥を待ちます。カテーテルをスタットロックに取り付けてから、パッドの裏紙を剥がして前処置剤を塗布した部分に貼りつけます。仮の固定テープはここで不要となるので剥がします。

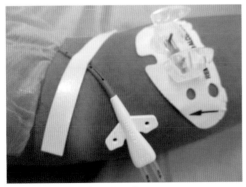

図14　付属テープでの仮固定

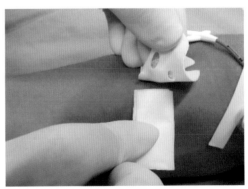

図15　アルコールを浸潤させながら持ち上げ、ゆっくりと剥がす

次にドレッシング材を貼付します。この際に交換した日付を記しておきましょう。そして観察した内容を診療録に記して終了します。

グローションカテーテルからのフラッシュの時期

グローションカテーテルからのフラッシュの時期は以下の通りです。
・TPN溶液/薬剤を投与した後
・使用していない場合は7日ごとに5〜10mLの量でフラッシュしてください
・採血を行った後は10mLでフラッシュしてください
【注意】　いずれの場合も先述のとおり、必ず10mL以上のシリンジを使用する。2mL、5mLの小さいシリンジで強く押すとカテーテル内に過度の力がかかってカテーテルを損傷することがある（破断して薬液のリークや血管を損傷する可能性がある）。

フラッシュの際の効果的な押し方

カテーテルが長く、かつ内腔が細いため、効果的なフラッシュが必要です。シリンジのプランジャーを断続的に押すことにより、カテーテル内に波動を起こし、洗浄効果を高めるパルシングフラッシュ法がよいとされます（**図16**）。

グローションカテーテルからの採血

①まず10mL以上のシリンジで少量の生理食塩液（2〜3mL）でフラッシュしてください（カテーテルの側孔部分が血管内では血管壁に接していることもあり、カテーテルの先端部分を血管壁から離すた

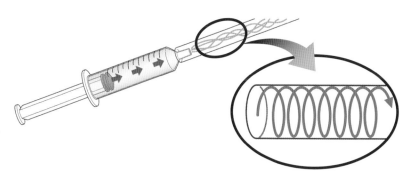

図16　パルシングフラッシュ法

め）。

②そのシリンジを 1 ～ 2 mL 程度ゆっくりと引き、そのまま 2 秒ほど待ち血液の逆流を確認し、最初の 5 mL は廃棄します（ここで急激にカテーテルに陰圧をかけると、カテーテルが柔らかいため内腔が陰圧で虚脱して血液がひけない）。

③別のシリンジで必要分を採血します。

④採血終了後は 10mL の生理食塩液で、パルシングフラッシュ法を用いてしっかりとフラッシュします。

PICC に関するいくつかの課題

❶ 手技に関して術者のスキルは？

末梢から挿入するので、大きな合併症はありませんが、上腕の適切な静脈（尺側皮静脈など）を確実に選択し挿入するにはトレーニングが必要です。とくに血管エコー下で穿刺する最初の部分がもっとも大きな壁になります。講習会や院内のハンズオンセミナーなどの機会をとおして正しい手順と操作を習得する必要があります。多くの術者を広く養成するより、確実な技術をもった術者あるいは PICC チームなどが挿入やその後の管理などを一貫して維持していく体制のほうが望ましいと筆者は考えます。

❷ 交換時などでカテーテルが抜けて浅くなったり、逆に深く挿入されてしまった場合

明確が基準はありませんが、先端を X 線検査で確認するほうがよいでしょう。多少抜けて浅くなった場合は問題なく、むしろ意図せず深くなった場合に、先端が右房に達していないかの確認が必要です。

❸ PICC はいつまで留置できるか

成人に関しては基準はありません。

❹ 抗凝固剤、抗血小板剤の使用中は？

とくに禁忌ではありません。

❺ 挿入後の刺入部から出血がある場合

グローションカテーテルは、ひとまわり太いマイクロイントロデューサーを用いて挿入するため、直後には時に刺入部からの出血があります。最初の 24 時間はガーゼを用いて圧迫をしますが、その後は通常はドレッシング材のみでよいでしょう。

❻ 挿入後の刺入部の内出血斑など

挿入に伴うもので、基本的に観察のみでよいでしょう。

❼ 発赤、腫脹、浮腫など

ドレッシング材の部位であればドレッシング材による反応のこともあるので、別のテープに変更します。腫脹が全体に及ぶ場合は静脈還流が障害されている場合もあるので、相談のうえ、PICC の留置を継

続できるか、抜去するかの判断をします。静脈は迂回路があるので、PICC挿入でただちに静脈環流が障害されることはまれです。

8 静脈炎の徴候がある場合

　カテーテルを挿入することで物理的な静脈炎は生じ得ます。とくに最初の7日目までは物理的刺激による炎症であることが多く、必ずしも感染ではないので観察を継続します。

　局所の安静より、適度に動かして血流を維持したほうが望ましいです。2日間くらいは、一日に数回、15〜20分程度、局所を軽く暖めることも方法としてあります。

（伊藤和史）

参考文献

1）Gorski L, Hadaway L, Hagle ME, McGoldrick M, et al.：Infusion therapy standards of practice. J Infus Nurs, 39（suppl 1）：S1-S159, 2016.
2）グローションカテーテルNXTケアマニュアル http://medisuke.jp/bas/procedure/picc/nxt2/01.html
3）京都大学医学部附属病院看護部：静脈注射・輸液管理認定プログラム—技能認定テキスト（院内用）. 伊藤和史「PICCの安全な管理を目指して」10版（2016）

口頭試験チェックリスト

全問正解で合格。１つでも×があれば、その時点で不合格、再試です！

※複数回答がある場合は、全て答えられて正解とします。

段階	項目と内容		Q & A
指示 段階	注射指示の確認 患者・薬剤確認		
準備 段階	患者のアセスメントⅠ 患者情報の確認	☐	**駆血禁忌場所や穿刺を可能な限り避ける部位はどこですか？** 禁忌部位：シャント肢・乳がん術側・腋窩リンパ節郭清術側 避けたほうがよい部位：麻痺側・利き手側への穿刺はできる だけ避ける ex) 麻痺側：循環が悪い、異常を感知できない 　　※もしも、留置した場合は、通常より観察強化など必要
		☐	**禁忌や避けたい部位以外に考慮する事項はありますか？** ex) 血管造影時は、左手に留置
	推奨部位の確認	☐	**一般的な推奨部位はどこですか？** 蛇行していない血管・関節付近を避けた血管 血管分岐部など血管の動揺の少ない部位 太く弾力のある部位、針の固定のしやすい部位 もっとも末梢側を選択
		☐	**血管・神経損傷の高い部位はどこですか？** ※部位を触ってもらい確認する 手関節部など神経が浅いところにある部位 橈側・尺側皮静脈は、付近を動脈・神経が走行しているため リスクが高い
		☐	**上肢と下肢ではどちらが穿刺に適当ですか？なぜですか？** 上肢の方が推奨される ①ADLを低下させないため、②深部静脈血栓症 (DVT) の観点から
	適切な針の選択	☐	**針を選ぶ際に何に考慮しますか？** 太すぎると機械的損傷 細すぎると注入抵抗が増える (圧力が高くなる) 血液、造影剤や粘張度が高い薬剤、流量を多くとる場合は、 太めの針
	マスク着用 衛生的手洗いの実施		
	必要物品の準備		
実施 段階	患者・薬剤確認 　患者・薬剤確認 　患者への説明		
	注射部位の決定		
	手袋装着		
	禁忌事項の確認	☐	**アルコール消毒がだめな場合の消毒は何を準備しますか？** 0.1％クロルヘキシジングルコンサン塩酸液、もしくは 0.025％ザルコニンを準備する

段階	項目と内容		Q & A
実施段階	穿刺及び固定	☐	**駆血帯の適切な部位はどこですか**
			適切な部位：穿刺部の約10〜20cm中枢側 （動脈血流を妨げない程度に巻く）
		☐	**なぜアルコールが乾燥するのを待ちますか**
			エタノールは乾燥するときに効果を発揮する 乾燥する前に穿刺すると消毒液が血管内に入り内膜を刺激し損傷する
		☐	**穿刺時には何を注意しますか？**
			神経損傷の兆候（末梢に痛みや痺れ）の有無 血管損傷の兆候（腫脹など）の有無
	留置針の後始末	☐	**穿刺部位より中枢を指で圧迫するのはどうしてですか？**
			周囲の血液汚染を防ぐ
	血管内への点滴注入	☐	**外針と延長チューブを接続した後、まず何を確認しますか？**
			自然滴下：確実に輸液が始まっているかの確認を行う
		☐	**自然滴下が確認されたあと、続いて固定までの間に何を観察しますか？**
			腫脹など輸液開始後の異常を観察する
	点滴の固定	☐	**点滴の針とルートを固定するときには、どのようなことに注意して固定をしますか？**
			点滴ラインからの力が直接針や針との接続部に加わらないように固定する 血流を妨げないように固定する
	輸液の開始		
	異常時の対処方法を説明	☐	**患者には、どのような異常を説明しますか？**
			局所反応（発赤・腫脹・疼痛・掻痒感など） 全身反応（しびれ・熱感・悪寒・咽頭違和感・ぜい鳴・不快感など） 患者自身が異常に気づきナースコールできるよう説明しておく
〈その他〉		☐	**穿刺に失敗したときにはどうしますか？** ※穿刺失敗時の外針は針廃棄ボックスに破棄可能 　通常は外針は感染性ゴミで破棄
			①駆血帯を除去し ②安全装置を作動させ、内針を抜いたら針廃棄ボックスに廃棄する ③刺入部に乾綿を押し当て、外針を抜去し速やかに針廃棄ボックスに廃棄する
〈CVポートの穿刺〉			**問：（　　　　　）内にあてはまる言葉は何ですか？** ①CVポートの穿刺後は、（　逆血　）の有無を確認する ［逆血がみられなかったときの対応について］ ②（　体位　）を変えてもらい、もう一度確認する。 　体位を変えなければ逆血がみられない場合は、カテ先が血管壁にあたっていたりピンチオフの可能性などが考えられるため、Drへ報告し、頻回な観察を行うことが望ましい。 ③真っ直ぐに、（　底　）まで針が刺さっているか確認する。 ④（　ポート側　）の破損が考えられるので、Drに報告する。

試験日	月	日

試験監督	
副試験監督	
見学者	
受験者	
合否判定	

技術試験

・チェック項目の 赤字の手順 を実施しなかった
・手順の中で 未実施項目が5個以上 になった

➡ その時点で、試験中止です！

※赤字項目は、特に重要な箇所です。それが守られないと、患者や自分の安全・安楽に影響を及ぼす危険のある箇所が、赤字となっています。

段階	項目と内容		チェック項目（手順行動項目）	留意点
準備段階	マスク着用	☐	マスクを着用する	・マスクを病棟から着用してきた場合は一度外し、新しいマスクを着用する
	衛生的手洗いの実施	☐	衛生的手洗いの実施 （口頭でOK「衛生的手洗いを行います」）	・実際には行わず、「衛生的手洗いを行います」と言いながら、手洗いの動作だけをする
	必要物品の準備	☐	必要物品を準備し処置用ワゴンに用意する	・準備の時点で、未滅菌手袋は着用しなくてよい
			・ワゴン　　　　　　　　　　上段 ・注射ワークシート ・輸液薬剤（清潔なトレイにのせる） ・未滅菌手袋 　（箱のまま）　　〈トレイ〉 ・手指消毒剤　　・静脈留置針 ・点滴スタンド　・消毒綿（単包） ・駆血帯　　　　・乾綿（容器のまま） ・マジック　　　・固定用テープ（2枚） ・照合端末　　　・ドレッシング剤 　　　　　　　　・防水シーツ（中表） ・針廃棄容器　　　　　　　　下段	・清潔と不潔を十分に意識して準備する
				・穿刺に使用する物品でより清潔を保つ物はトレイの中に、そうでない物はワゴンの上段と下段に分けて準備する
				・清潔を保持するため、未滅菌手袋は箱のまま、乾綿は容器のまま準備する
				・清潔を保持するため、防水シーツは患者と接触する面が内側になるよう、中表にたたむ
				・針廃棄容器の蓋は、閉めた状態でワゴンに乗せる
実施段階	患者・薬剤確認	☐	患者と対面し、フルネームをワークシートと確認する	・患者にフルネームを名乗らせ、ワークシートと確認する（患者の名前は「京大太郎」）
	患者への説明	☐	血管確保の目的と必要性を説明し同意を得る（目的・必要性はアレンジ可）	・単に「点滴をします」ではなく、何のための点滴なのか、きちんと目的と必要性を伝える
		☐	排尿を促す（促して排尿に行けば帰室後もう一度患者確認）	
		☐	安楽な体位をとらせる （患者に確認できればOK）	・患者に声を掛け、安楽な体位を促せればよい
		☐	ワークシートを確認し、薬剤・氏名など照合端末で照合をする （実際に実施しているように動かせばOK） 【照合端末の照合の順序】 ①リストバンド ②患者の輸液ラベル	・照合端末は実際に電源を入れず、照合する順番に動かせればよい
	注射部位の決定	☐	ラテックスアレルギーの有無を確認する	・駆血帯を巻く前に、患者に声を掛け確認できればよい ・ラテックスアレルギーは一般的な言葉ではないので、わかりやすい言葉に変えて確認する

段階	項目と内容	チェック項目（手順行動項目）	留意点
実施段階		☐ 利き手、既往歴、CVポートの有無などを患者に確認し、駆血帯を巻く腕を選定する	・駆血帯を巻く前に、患者に声を掛け確認できればよい
		☐ 穿刺部下に防水シーツを敷く	・防水シーツは、吸水面を上面（患者と接するよう）にし、穿刺部位が中央になるように敷く
		☐ 駆血帯を絞め、穿刺する血管を触診し穿刺部位を決定する	・実際に、穿刺部位を触診する
		☐ 一旦駆血帯をはずす	
		☐ 穿刺物品を防水シーツ上に置く	・今回は介助者がいるので、物品は開封せず、そのままの状態で準備する ・トレイのまま使いやすい位置に準備しても可
		☐ トレイ、針廃棄ボックスを適切な位置に置く	・針廃棄ボックスは不潔なので、他の準備を終えてから一番最後に準備する ・針廃棄ボックスの蓋は、この時点で開き、針が捨てやすい適切な位置に配置する（内針を抜く手の側に設置すると捨てやすい）
	手袋装着	☐ 手指消毒液で手指消毒したあと未滅菌手袋を着用する	・手指消毒液で手荒れをする者は、口頭のみで手指消毒の実施を伝え、動作が実施できればよい
			・未滅菌手袋を着用後は、髪や衣服を触らない
	禁忌事項の確認	☐ アルコール禁忌の確認する	・「アルコール大丈夫ですか？」ではなく、具体的に症状を示しながら確認する
	穿刺及び固定	☐ 駆血帯を締め親指を中にして手を握り静脈を怒張させる	
		☐ 消毒綿（単包）で中心から円を描くように消毒を行う	・消毒綿の面全体を使用し、十分に消毒する
		☐ 針を取り出し刃先面を確認する（刃先の向きが正しいか確認する）	・口頭で、「刃先面は上向きになっています」と言いながら確認動作を行う
		☐ 消毒薬が完全に乾燥したのを確認する（乾燥を確認する行動がとれていればOK）	・口頭で、「消毒薬が乾燥しました」と伝える
		☐ 利き手で静脈留置針を持ち、反対側の母指で刺入部の皮膚を伸展させ血管を固定する	・穿刺の際、母指と針が接触しないよう注意する
		☐ 針の刃先面を上にして皮膚に対して30°の角度で刺入する（血管内に入っていなくてもOK）	・口頭で「30度の角度で刺入します」と伝える
		☐ 刺入部位及び末梢に痛みや痺れがないことを確認（確認する行動がとれていればOK）	・左記の内容を患者に口頭で確認する ・穿刺回避部位に穿刺すると試験中止
		☐ 血液の逆流を確認したら角度を下げて3～5mm針を挿入する	・口頭で「角度を下げて、3～5mm針を進めます」と伝える
		☐ 内針を固定し、外針だけを血管内に押し進める	
	留置針の後始末	☐ 外針を挿入したら駆血帯を外す	・外針が押し進め難い場合は、挿入したとすることを口頭で伝え、手を緩めてもらい駆血帯を外す

段階	項目と内容		チェック項目（手順行動項目）	留意点
実施段階		☐	内針を抜く前に、穿刺部位より中枢を指で圧迫止血する	・必ず刺入部よりも中枢側で、血管内に針が無い部位を押える ・血管損傷の危険や感染面を考慮し、刺入部を押さえてはいけない
		☐	カテーテルハブを固定し内針をまっすぐ抜く	※カテーテルハブの固定方法は、Aを参照
		☐	針の安全装置を作動させ、速やかに針廃棄ボックスに捨てる	・必ず、針廃棄ボックスの中に廃棄する
	血管内への点滴注入		（介助者は延長チューブ先のキャップを外し術者に手渡す）	
		☐	外針と延長チューブを接続する	
		☐	介助者に点滴ルートのクレンメを緩め、自然滴下の確認を依頼する	
		☐	刺入部の腫脹や疼痛の有無を確認する	・口頭で、刺入部に腫脹と疼痛がないことを伝える
	点滴の固定	☐	介助者に刺入部の固定（ドレッシング材）を依頼する	
		☐	輸液ラインはループをつくり固定する （実施者と介助者が協力して実施していればOK）	・まず、根本の部分から固定し、次にループを作り固定する ・隙間ができないよう、ルートを包み込むように固定する ※テープの固定方法は、Bを参照
		☐	ドレッシング剤の残り部分に、日付・針サイズを記入し、ドレッシング剤の角の部分に貼付する （ドレッシングの残りを固定に使用する理由を確認）	・手元で必要事項を記入した後、ドレッシング剤の角に貼る ・患者の手の上で記入はしない ・ドレッシング剤を角に貼付する目的は、テガダームを剥がす際に剥がしやすくするため ・日付や針サイズを記入するのは、感染面と検査時や急変時の迅速な対応を考慮して
	輸液の開始	☐	開始液の点滴速度の調節する	
	異常時の対処方法を説明	☐	輸液中の異常について患者に説明し、ナースコールを手元において患者の側を離れる	・患者に、輸液中に起こりうる異常について説明した後、ナースコールを手元に置く動作を行う

合格者 ➡ 口答試験へ

不合格者➡ コメントをもらった後、受講票とチェックリストを受け取り退出

※A　カテーテルハブの固定方法

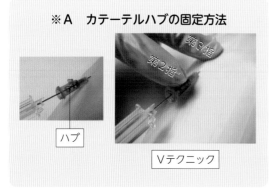

※B　テープの固定方法

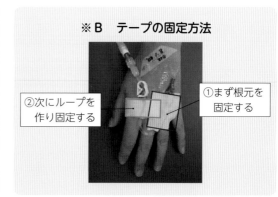

CVポート穿刺　演習用チェックリスト

■で塗りつぶしている欄に関しては、（　）内の注釈にそって実施してください。
それ以外の項目については、口頭での確認でOKです。

段階	項目と内容		チェック項目（手順行動項目）	留意点
準備段階	情報収集とアセスメント	☐	電子カルテにてポートの種類と埋め込まれている場所を確認する（口頭でOK）	・Aポートの場合はナースは穿刺しない ・グローションカテーテルの場合はヘパリンロックは不要である
		☐	電子カルテにて穿刺部位、ならびに周囲に感染創や皮膚トラブルはおきていないか（口頭でOK）	・トラブルがある場合は穿刺は行わず、新たに末梢静脈路を確保する必要がある
		☐	ヒューバー針の長さは適切なものを選択したか（口頭でOK）	
	マスクの着用 衛生的手洗いの実施		（末梢静脈路の確保に準ずる）	
	必要物品の準備	☐	・注射ワークシート　・照合端末 ・ゴージョー　・未滅菌手袋 ・ハリクイ®（ワゴンの下段に準備） ・輸液ポンプ　・ワゴン　・点滴台 〈清潔トレイ①〉 ・薬剤 〈清潔トレイ②〉 ・10％ポビドンヨード製剤スワブスティック ・ヒューバー針セット　・シュアプラグ ・10cc生食シリンジ　・Yカットガーゼ ・アルコール綿　・テガダーム1枚 ・滅菌1枚ガーゼ　・スキナゲート ・防水シーツ（中表） ・フィルター付きポンプ用輸液ライン （演習セットに含まれないものは、口頭で読み上げるだけでよい）	・ハリクイ®は、穿刺を失敗した場合に備えて持参する
	薬液の準備	☐	ゴージョーで手指消毒後、未滅菌手袋を装着する	
		☐	輸液は、フィルター付きポンプ用ラインを接続しプライミングする（口頭でOK）	・フィルターは、微小異物や薬剤の配合変化に伴うカテーテルの閉塞を予防する ・輸液ポンプは、逆血による閉塞の予防のために必要である
		☐	ヒューバー針セットにシュアプラグを付ける	
		☐	生食注シリンジでヒューバー針内に生食をプライミングする （演習では液は使用せず空シリンジを使用する）	・ポート破損のリスク回避のため10mL以上のサイズの注射器を使用する
		☐	未滅菌手袋を外す	
実施段階	患者・薬剤の確認	☐	患者と対面し、フルネームとワークシートと確認する（口頭でOK）	
	患者への説明	☐	輸液開始・ポート穿刺の目的を患者に説明し同意を得る（口頭でOK）	・末梢静脈路確保の手順に準ずる
		☐	排尿を促す（口頭でOK）	

段階	項目と内容		チェック項目（手順行動項目）	留意点
	穿刺部位の確認	☐	穿刺部位を十分に露出させて安楽な体位をとらせ、穿刺部位の下に防水シーツを敷く（口頭でOK）	
		☐	穿刺部位ならびに周辺に局所感染や皮膚障害がないか確認する（口頭でOK）	
		☐	ポートセプタムの位置を触診し、穿刺部位を確認する（実際に穿刺部位を確認する）	
	ポートの穿刺	☐	ヨード禁の有無を確認する（具体的に症状を示しながら確認する）	
		☐	照合端末で照合をする（口頭でOK）	
		☐	穿刺物品を防水シーツ上に置く（口頭でOK）	
		☐	ゴージョーで手指消毒後、未滅菌手袋を着用する（口頭でOK）	
		☐	10％ポビドンヨードスワブスティックで穿刺部位を消毒する（模擬ポビドンヨードスワブスティックを用いて消毒している動作をする）	
		☐	ヒューバー針セットに生食がプライミングされていることを確認する（口頭でOK）	
		☐	消毒後、最低2分間は待つ（口頭でOK）	・消毒効果が発揮されるためには、2分間は必要である
		☐	利き手でヒューバー針を把持し、もう一方の手でポート本体を固定しセプタム面に対して垂直に穿刺する	・垂直に穿刺しているか ・穿刺は清潔操作によって行ったか ・皮下でポート本体が動かないように固定できているか
		☐	針の先端がポートセプタム底部に確実に当たるまで針を進める	・針の先端がポート底面に確実に当たるのを確認できたか
		☐	ヒューバー針のワンタッチクレンメを外し、逆血を確認する（口頭でOK）	
		☐	生食注シリンジでパルシングフラッシュ法を用いて、ポート内の通過性ならびに異常の有無を確認する（演習では生食は使用せず、空シリンジを用い、パルシングフラッシュを行いながら、注入抵抗がないことを口頭で説明する）	・注入抵抗があるときは、ポートの閉塞やピンチオフの可能性がある ・腫脹や疼痛は、ポートシステムの破損や薬液漏出の可能性がある ・胸部や頸部に不快感がある場合は、ディスロケーションや血栓性静脈炎などの可能性がある
	固定	☐	輸液ラインとヒューバー針を接続する（口頭でOK）	
		☐	輸液ラインのクレンメとヒューバー針のワンタッチクレンメを外し、クレンメを緩め自然滴下の有無を確認する（口頭でOK）	・自然滴下がない場合は、ポートの閉塞やピンチオフなどの可能性がある
		☐	ヒューバー針・ラインを固定する　※固定方法は演習ビデオ参照（口頭でOK）	
	輸液の開始	☐	輸液ポンプに輸液ラインをセットし、指示された速度で開始する（口頭でOK）	・流速は500mL/h以下（輸液ポンプを2台以上使用する場合は合わせて500mL/hを超えないように注意する） ・急速な注入は圧によりポートセプタムやカテーテルの破損をきたす可能性がある
		☐	輸液ポンプの作動の確認をする（口頭でOK）	
	異常時の対処方法を説明	☐	患者に異常がないことを確認し、輸液中の異常について患者に説明しナースコールを手元に置いて患者のそばを離れる（口頭でOK）	

静脈注射・輸液管理認定（IVナース）レベルⅡ 受講票

所属部署：　　　　氏名：

各自で受講票を切り取って使用してください

		レベル	項目	学習方法	筆記試験 受講日・終了日	実技試験 確認印
a	標準看護手順	レベルⅠ	静脈内留置針による血管確保（準備・介助）	テキスト自己学習		
			側管点滴（ピギーバッグ）法			
			混注/ミキシング		/	
			ヘパリンロック/生理食塩水ロック		/	
			輸液ポンプ使用による点滴静脈注射			
			シリンジポンプ使用による静脈注射			
		準レベルⅡ	側注（ワンショット）法			
		レベルⅡ	静脈内留置針による血管確保			
			翼状針による点滴静脈内注射			
			皮下埋め込み型中心静脈ポートシステム（穿刺・固定・抜針）			
			PICCの管理：ロック/ケア		/	
b	薬剤の知識	レベルⅠ	静脈注射に必要な薬剤の知識・要注意薬品リスト	講義		
		レベルⅡ	要注意薬品取扱い時の注意			
c	安全・感染・CVポート PICC管理	レベルⅠ	静脈注射に関する安全管理	講義		
			静脈注射に関する感染管理			
			CVポート管理に関する知識			
		レベルⅡ	PICCの管理			
			経静脈カテーテルの種類と注意点			
d	要注意薬品	準レベルⅡ	要注意薬品のシリンジポンプ使用について	講義/演習	新卒看護師のみ	
e	解剖	レベルⅡ	静脈注射・末梢静脈確保に必要な解剖図	テキスト自己学習		
	技術演習		末梢血管確保の手順/CVポート穿刺の手順	動画/テキスト	/	
f	末梢血管確保	レベルⅡ	末梢血管確保・固定/CVポート穿刺	技術演習	/	指導者サイン

さくいん

IVナース認定プログラム
技能認定テキスト
第2版

編　者	京都大学医学部附属病院看護部
発行人	中村雅彦
発行所	株式会社サイオ出版
	〒101-0054
	東京都千代田区神田錦町 3-6　錦町スクウェアビル7階
	TEL 03-3518-9434　　FAX 03-3518-9435
カバーデザイン	Anjelico
DTP	マウスワークス
本文イラスト	日本グラフィックス
印刷・製本	株式会社朝陽会

2017年4月19日	第1版第1刷発行	ISBN 978-4-86749-012-9　　Ⓒ Tomoya Akiyama
2019年4月12日	第1版第2刷発行	●ショメイ：アイブイナースニンテイプログラムギノウニンテイテキスト
2023年6月10日	第2版第1刷発行	ダイニハン

乱丁本、落丁本はお取り替えします。

本書の無断転載、複製、頒布、公衆送信、翻訳、翻案などを禁じます。本書に掲載する著者物の複製権、翻訳権、上映権、譲渡権、公衆送信権、通信可能化権は、株式会社サイオ出版が管理します。本書を代行業者など第三者に依頼し、スキャニングやデジタル化することは、個人や家庭内利用であっても、著作権法上、認められておりません。

JCOPY ＜(社)出版者著作権管理機構　委託出版物＞
本書の無断複写は著作権法上での例外を除き禁じられています。複写される場合は、そのつど事前に、(社)出版者著作権管理機構（電話 03-5244-5088、FAX 03-5244-5089、e-mail: info@jcopy.or.jp）の許諾を得てください。